ABHANDLUNGEN DER DEUTSCHEN AKADEMIE
DER WISSENSCHAFTEN ZU BERLIN

*Klasse für Medizin*

*Jahrgang 1964 Nr. 5*

*Dozent Dr. med. habil.* HEINZ FISCHER

# EXPERIMENTELLE UNTERSUCHUNGEN AN DER TERMINALEN STROMBAHN DER FRUCHT UND IHRE BEDEUTUNG FÜR DIE KLINIK

(Ein Beitrag zur Pathogenese des Fruchttodes)

Mit 60 Abbildungen auf Kunstdrucktafeln
davon 40 Abbildungen farbig

AKADEMIE-VERLAG · BERLIN
1964

**Vorgelegt von Hrn. Kraatz in der Klassensitzung vom 27. Juni 1963**

**Zum Druck genehmigt am gleichen Tage, ausgegeben am 10. März 1965**

Aus der Universitäts-Frauenklinik Berlin
Direktor: Professor Dr. med. H. Kraatz

Erschienen im Akademie-Verlag GmbH, Berlin W 8, Leipziger Straße 3—4

Lizenznummer: 202 · 100/404/64
Gesamtherstellung: VEB Druckerei „Thomas Müntzer“ Bad Langensalza
Bestellnummer: 2001/64/IV/5 · ES 17 N · Preis: MDN 47,—

INHALT

# I. Einleitung

Schon immer galt das Interesse der Ärzte der Frage: Wie kommt es zum Absterben der Frucht? Wir kennen wohl eine Reihe von Ursachen, die zu diesem Ereignis führen, haben aber noch keine genaue Vorstellung, wo die schädigenden Stoffe, die den Tod des Keimlings herbeiführen, eigentlich angreifen. Wir nehmen an, daß am Ende der Schwangerschaft eine bestimmt hormonale Konstellation auf das vegetative Nervensystem und damit auf die Uteruswand wehenerregend wirkt, bisher war es aber nicht möglich, experimentelle Unterlagen zur Herstellung einer derartigen Konstellation zu finden. Ebenso erscheint es unwahrscheinlich, daß Störungen der innersekretorischen Funktion, Vergiftungen mit anorganischen oder organischen Giften, Toxine von Infektionskrankheiten oder andere Erkrankungen der Mutter sowie physikalische Einwirkungen (VII, Seite 32), die alle ja sehr verschiedener Natur sind, primär zur Auslösung von Wehen führen.

Wie kommt es nun zum Absterben der Frucht? Schon HIPPOKRATES [1] hat diese Frage bewegt. Er schrieb im Gynaikeion: „Die kleinen Foeten besitzen im allgemeinen keine Widerstandskraft, ein ungewohnter Einfluß kann sie töten". HIPPOKRATES vertritt hier offenbar die Auffassung, daß der Keimling durch die Einwirkung eines äußeren Einflusses abstirbt, und später erst die Frucht ausgestoßen wird. Der gleichen Meinung sind auch diejenigen Forscher, welche sich eingehender mit dieser Frage beschäftigt haben. So vertrat der Pharmakologe LEWIN [2] in seiner Monographie „Die Fruchtabtreibung durch Gifte und andere Mittel", den Standpunkt, daß das Wesentliche an der Einwirkung von Giften auf die Frucht ihre beabsichtigte Schädigung mit dem späteren tödlichen Ausgang sei. Eine ähnliche Ansicht vertritt NÜRNBERGER [3]. Er weist darauf hin, daß, wenn es zum Abort kommt, primär der Tod der Frucht vorausgehe. Im allgemeinen wird die Fragestellung nach der Pathogenese des Fruchttodes sowohl in Handbuchbeiträgen als auch in den Verhandlungsberichten sehr vorsichtig beurteilt. Das geht auch aus einer 1956 von OPITZ [4] zusammengestellten größeren statistischen Arbeit mit einer ähnlichen Fragestellung über die Ursache der Frühgeburt hervor. Von 59000 Geburten der Jahre 1936—1953 der Leipziger Universitäts-Frauenklinik wurden an 4484 Geburten unreifer Kinder weitgehende vergleichende Untersuchungen zu den Geburten reifer Kinder durchgeführt. Es wurde bei diesen Untersuchungen kein Faktor gefunden, der zu einer Frühgeburt führen muß. OPITZ glaubt nur dann an nennenswerte Ergebnisse durch weitere Statistiken, wenn abgegrenzte Fragenkomplexe bearbeitet werden. Bei der Frage nach der Pathogenese des Fruchttodes können wir nur dann zu greifbaren Ergebnissen gelangen, wenn Keimling und Plazenta systematisch untersucht werden. DOERR und GOERTTLER [5, 6] bezeichneten Keimling und Plazenta als Kyema und die Pathologie, die sich mit ihnen beschäftigt, als Kyematopathie. Sie haben in einer tabellarischen Übersicht den Verlauf der Entwicklung und der Erkrankung des Kyema mit der Terminologie und Einordnung des Begriffes Kyema dargestellt. Mit dem Begriff Kyematopathie wird zum Ausdruck gebracht, daß Plazenta und Keimling zusammengehören, daß sie durch ihren Kreislauf miteinander verbunden sind und gemeinsam pathologisch-anatomisch und klinisch zu bearbeiten sind.

Durch unsere früheren Untersuchungen an Kaninchen [7], denen wir Nikotin, je nach Verträglichkeit der Muttertiere, in einer Dosierung von 5, 10 und 15 mg/kg täglich verabreicht haben, sind wir zu der Überzeugung gelangt, daß als sehr wesentliche Ursache, die zum Tode der Frucht führt, die Permeabilitätsstörung der terminalen Strombahn des Keimlings angesehen werden muß. Dieser terminalen Strombahn gehören die Endverzweigungen der Gefäße des Keimlings auch in den parenchymatösen Organen und in der Plazenta an. Wir konnten beobachten, daß in der Plazenta Veränderungen zunächst über dem Unterbau auftreten. Hier beginnt das terminale Stromgebiet der fetalen Gefäße. Mütterlicher und fetaler Kreislauf in der Plazenta sind nach den Untersuchungen von MOSSMANN [8] einander entgegengerichtet. Die Veränderungen schreiten deshalb von der mütterlichen zur fetalen Seite der Plazenta fort (Abb. 1 und 2).

Bei Untersuchungen der Plazenten von Muttertieren, die Nikotin erhalten hatten, fanden wir nach Stasen Zustände in den fetalen Kapillaren, die zu Permeabilitätsstörungen und in der Folge zur Nekrose und Autolyse der Endothelzellen geführt haben. An den Kernen der durch die Permeabilitätsstörung geschädigten Gefäßwände zeigen sich Kernwandhyperchromatose, Pyknose, Karyorhexis und Karyolysis. Die Kapillarwand selbst ist verquollen, häufig ist Eiweiß eingelagert. Im interstitiellen Raum zwischen den Trophoblaströhren sieht man Mesenchymzellen durch ein perivasculäres Oedem auseinandergedrängt und Eiweiß in feinster Verteilung. Weiterhin sind die Mesenchymzellen vermehrt zu finden, sowie eine Anhäufung von Wanderzellen. Die Kapillarwand ist in diesem Stadium oft schon durch Autolyse zugrunde gegangen. Am Trophoblasten tritt als Folge des Exsudates der fetalen Gefäße eine trübe Schwellung auf, häufig beobachtet man auch Nekrosen. In diesen Anteilen des Röhrensystems des Trophoblast kommt später der mütterliche Blutkreislauf zum Stillstand. Die vor dem Röhrensystem unterhalb der Plazenta liegenden Glykogenzellscheiden der mütterlichen Blutgefäße können infolge mangelhafter Ernährung nekrotisch werden; es tritt dann eine retroplazentare Blutung und damit die Lösung der Plazenta ein. Der Keimling ist zu diesem Zeitpunkt bereits abgestorben. Bei langsamerem Verlauf der Schädigung kommt es meistens nicht zur retroplazentaren Blutung. Das ganze Ei wird dann, wie bei den Muriden, von der Uteruswand resorbiert. Gleiche Erscheinungen im Sinne der Permeabilitätsstörung fanden sich an Keimlingen, die vorwiegend zwischen dem 18. und 20. Tag der Gravidität untersucht wurden. An der Leber der Keimlinge, deren Muttertiere Nikotin erhielten, sehen wir nicht selten ein perivasculäres Exsudat, häufig gehen auch die Endothelzellen der Gefäße, die in ihrer Gesamtheit als Lebersinusoide bezeichnet werden, durch Autolyse zugrunde. An ihren Kernen fallen Pyknose, Kernschwellung und Chromatolyse auf, die Leberzellen selbst zeigen trübe Schwellung, Nekrose und Autolyse. Die Myoblasten im Herzen der Keimlinge werden durch ein interstitielles Oedem bündelartig auseinandergedrängt. Zerfallende, geschrumpfte Fibrillen ohne Querstreifung mit Pyknose der Myoblastenkerne beherrschen das Bild. Auch die Mesenchymzellen werden durch das Oedem auseinandergedrängt und zeigen die gleichen Kerndegenerationserscheinungen. An Rücken- und Nackenhaut der Keimlinge findet sich ebenfalls häufig ein starkes Oedem. Die Bindegewebsfasern sind verquollen, im subcutanen Gewebe sieht man Diapedesis- und Rhexisblutungen und wiederum fein verteiltes Eiweiß. Durch unsere Untersuchungen konnten wir an Keimlingen, die sich im Absterben befanden oder schon abgestorben waren, Permeabilitätsstörungen an der terminalen Strombahn mit den entsprechenden Veränderungen im Interstitium feststellen. Aus anderen Untersuchungen ist bekannt, daß Prozesse, die die Sauerstoffversorgung von der Mutter her einschränken oder ganz aufheben, zu Störungen an der terminalen Strombahn führen, die am Hystion, LETTERER [9], des Kyema zu Hyp- und Anoxaemien führen. Nach den Untersuchungen von Ä. KJESSLER [10] soll die Toxaemie der Mutter zur „Erstickung" der Frucht führen. POTTER [11] äußert zu diesem Problem, die Hauptursache des fetalen Todes sei die Anoxie des Keimlings. Es gäbe keinen Beweis dafür, daß allein eine Toxaemie den Tod des Keimlings auslöse. Sie begründet diese Ansicht damit, daß die Zahl der intrauterin abgestorbenen Früchte bei Frauen mit Schwangerschaftstoxikose nicht wesentlich höher sei als bei Frauen ohne Toxikose. Wir glauben auch, daß eine Hyp- und Anoxie durch Stase und Permeabilitätsstörung der fetalen Kapillarwand im Interstitium erzeugt wird. Vergiftungen durch bekannte Abortiva lassen sie auch an der terminalen Strombahn der Mutter entstehen. Nach Einnahme von Chinin, FÜHNER [12], treten sie beispielsweise als Gesichtsoedem mit Neigung zu Haut- und Schleimhautblutungen und Nierenschädigungen auf, während sich nach Aloe, Kantharidin und Terpentin eine haemorrhagische Gastroenteritis und Glomerulonephritis einstellen. Ähnliche Wirkung zeigen ätherische Öle wie Sabinol, Apiol, Thymian, Arnica und Rosmarin. Bekannt ist ferner, daß Saponine (Seifenspülungen) schwere Leber- und Nierenschädigungen (Ikterus, Haematurie) hervorrufen. Aus tierexperimentellen Untersuchungen am Kaninchen ist bekannt, daß nach Anwendung von Wärmereizen Veränderungen an der terminalen Strombahn des Keimlings auftreten. PRIESTLEY [13] hat sie schon 1887 als Stasen, extravasale Transsudationen und Blutungen per rhexin beschrieben. Ähnliche Untersuchungen wurden von SWETLOW und KORSAKOWA [14] an Ratten durchgeführt. Die Muttertiere wurden 1 Stunde lang einer fraktionierten Überhitzung von 41 °C ausgesetzt. Rektale Messung vor dem Versuch: 34,6—36,9 °C, nach dem Versuch: 39,6—41,2 °C. Die Autoren beobachteten an Kopf- und Rückenhaut der Keimlinge erhebliche Oedeme, manchmal auch pericardiale und abdominale Ergüsse sowie Haematome und Stasen. Diese Erscheinungen traten besonders im ersten Drittel bis zur Hälfte der Tragzeit nach der Implantation des Eies auf. Aus den Mitteilungen der Literatur geht weiterhin hervor, daß Aborte häufig bei Permeabilitätsstörungen an den großen parenchymatösen Organen der Mutter vorkommen, wie auch bei der Glomerulonephritis vorzeitige Lösung der Plazenta (NÜRNBERGER [3]). Ebenso haben Gestosen und die Eklampsie ein Absterben der Frucht zur Folge. Auch hier sind vorzeitige Lösungen der Plazenta beschrieben. Auf Grund der Veränderungen an den parenchymatösen Organen und am Hirn der Mutter glaubt MARTIUS [15] an eine anaphylaktisch hyperergische Reaktion cytotoxischer Stoffe aus der Frucht und der Plazenta. Er hat darauf hingewiesen, daß die pathologisch-anatomischen Befunde in enger Beziehung zur serösen Entzündung stehen. Von einer anaphylaktisch hyperergischen Reaktion berichten auch ADELSBERGER und MUNTER [16]. Bei einer Frau, die an Heuschnupfen litt, kam es bei Beginn der Grasblüte zu einem Spontanabort im 3. Monat.

RÖSSLE [17] weist darauf hin, daß in der Schwangerschaft die jeweilige Entzündungsbereitschaft des menschlichen Körpers gesteigert werden kann. So treten bei Herdträgerinnen (Zahn, Tonsille und andere Fokalherde) Aborte auf, die deswegen Veränderungen in der terminalen Strombahn des Keimlings vermuten lassen, weil sie ja auch eine Rolle in der Pathogenese entzündlicher Erkrankungen der Leber, Niere und des Herzens spielen. Permeabilitätsstörungen wirken sich besonders in Leber und Milz aus.

NORDMANN [18] hat darauf hingewiesen, daß terminale Gefäße nirgends langsamer durchströmt werden als in der Leber, der Milz und dem Knochenmark. Im Keimling findet man bei den in letzter Zeit mit zunehmendem Interesse untersuchten Fetopathien Anschwellungen der Leber und der Milz.

## II. Problemstellung

Verschiedenartige, an der terminalen Strombahn angreifende Reize führen, wie wir gesehen haben, zu Permeabilitätsstörungen. Auch nach den Untersuchungen von HABELMANN [19] verursachten an den terminalen Gefäßen angreifende Toxine und Noxine eine Kapillarerweiterung und damit die Stase des Blutes. Nach den bisherigen Untersuchungen ist noch nicht geklärt, ob die Gifte direkt an der Kapillarwand oder an der Arteriolen angreifen, die vor stark erweiterten, langsam durchbluteten terminalen Gebieten eng gestellt sind. RICKER [20] hat diese Erscheinung, die durch entzündungserregende Momente hervorgerufen wird, als peristatische Hyperaemie bezeichnet. Bei unseren Untersuchungen mit Nikotin, das wir, wie erwähnt, Kaninchen injizierten, faden wir nach 18—20 Tage dauernder Schwangerschaft an der terminalen Strombahn des Keimlings ähnliche Veränderungen, wie sie EPPINGER [21] bei der Albuminurie ins Gewebe und RÖSSLE [17] bei der serösen Entzündung beschrieben haben. Eine Auseinandersetzung mit den Untersuchungen EPPINGERS [21] ist aus diesem Grunde notwendig. Er hat eine Histaminvergiftung durch Verabfolgung von 3—6 mg/kg i. v. bei Ratten und Hunden erzeugt. Durch die Abnahme der zirkulierenden Blutmenge, die mit einer Verringerung der Blutzufuhr zum Herzen zu erklären ist, entstand ein Kollaps. Bei der Untersuchung der Organe der Versuchstiere wurde eine Laesion der Kapillarwand mit einem Übertritt von Plasmaeiweißkörpern festgestellt. In folge des Durchsickerns dieser Eiweißstoffe in das Interstitium, ein von EPPINGER als Albuminurie ins Gewebe bezeichneter Vorgang, wird nach seiner Ansicht die Sauerstoffversorgung beeinträchtigt und eine Schädigung der Parenchymzellen eingeleitet. Versagen die Bestrebungen, den angerichteten Schaden zu beseitigen, kann es zu morphologisch erkennbaren Nekrobiosen kommen. Nach EPPINGER treten bei Nahrungsmittelvergiftungen und Infektionskrankheiten seröse Exsudate auf, die er auf die Permeabilitätsänderung der Kapillarwand zurückführt. Bei der Untersuchung von Eiter, Bakterienkulturen und toxischem Fleisch fanden sich verschiedene Allylverbindungen, die starke Vergiftungserscheinungen, und, wie sich später herausstellte, Permeabilitätsstörungen hervorriefen. Diese Vergiftungserscheinungen mit Allylamin, Allylalkohol sowie mit Allylformiat zeigten gleiche Merkmale im Gewebe. Für seine weiteren Untersuchungen benutzte EPPINGER deswegen Allylamin oder Allylformiat (Schering), das er in einer Dosierung von 50 mg/kg subcutan, intravenös oder intraperitoneal verabreichte. Die Tiere zeigten, im Gegensatz zum Histamin, nicht eine so rasch einsetzende Gifteinwirkung mit Neigung zu Kollapszuständen; erste Anzeichen einer Erkrankung waren erst nach 1 bis 1½ Stunden erkennbar. Die morphologischen Veränderungen an den Geweben waren ähnlich denen nach Histaminanwendung. EPPINGER bezeichnet das Allylformiat als spezifisches Kapillargift. Plasmaeiweißkörper treten ins Interstitium über. Die Beeinträchtigung der Sauerstoffversorgung führt zur Laesion der Parenchymzellen. Durch den hyp- und anoxaemischen Stoffwechsel kommt es zur Anhäufung von Histamin undMilchsäure im Gewebe. Die oxydative Desaminierung kann nicht mehr stattfinden, und somit kann der Gewebstod auch durch eigene Stoffwechselumsatzprodukte eintreten. EPPINGER glaubt, daß bei der Allylformiatvergiftung häufig schwerere und bleibende Veränderungen entstehen, während nach einer Histaminvergiftung schon nach 24 Stunden wieder normale Verhältnisse vorhanden sein können. Nach dem Übertritt der Plasmaeiweißstoffe in das Gewebe erhöht sich der onkotische Druck im interstitiellen Gewebe, während er in der Blutflüssigkeit in den Gefäßen sinkt. Wasser strömt in das Gewebe, es entsteht eine Flüssigkeitsretention, das Oedem. Durch den Eiweißübertritt wird auch die Kapillarwand dicker, weil sich das Eiweiß während der Wandverquellung in dieser speichert. EPPINGER bezeichnete diesen Vorgang als Kapillaritis serosa. Auch in die Bindegewebsfasern wird Eiweiß eingelagert, wobei es zur Hyalinisierung des kollegenen Bindegewebes kommen kann, ebenso beschreibt er eine Eiweißdurchtränkung der Parenchymzelle, die als trübe Schwellung des Plasmas bezeichnet wird. Die Albuminurie ins Gewebe soll nach EPPINGER die Grundsubstanz zur Entstehung neuen Bindegewebes darstellen. Als Parallelvorgang der intraparenchymatösen Sklerosierung des ausgetretenen Plasmas wird die Umwandlung serösen Exsudates in eine bindegewebige Schwarte angesehen. Anlaß zur Sklerosierung ist aber nicht nur die Albuminurie ins Gewebe, sondern, nach neueren Untersuchungen über die Chemie des interstitiellen Raumes bei der Entzündung, auch die gestörte Sauerstoffversorgung, die zu einer Vermehrung von Glykoproteiden führt. Der glykolytische Stoffwechsel der Bindegewebszellen ist bei Sauerstoffmangel erhöht, es häufen sich deswegen Polysaccharide im Interstitium an, wobei das System Hyaluronsäure-Hyaluronidase einen größeren Einfluß auf die Differenzierung der Zwischensubstanzen ausübt, SCHWARZ [22]. RÖSSLE [17] hat die Erscheinungsform der Entzündung mit der Ausbildung eines perivasculären Exsudates als seröse Entzündung bezeichnet. Er definierte die Entzündung in einem Referat vor der pathologischen Gesellschaft als krankhafte, durch Reize gesteigerte Funktion des bindegewebigen Gefäßsystems, in ihrem weiteren Verlauf als Systemerkrankung des mesodermalen Apparates. Rössle machte damals gleichzeitig auf physiologische Entzündungen aufmerksam, die bei entwicklungsgeschichtlichen Vorgängen entstehen, wie Morphallaxien, Verschwinden embryonaler Gänge usw. Als er 1934 über die seröse Entzündung sprach, führte er ihre Entstehung auf endotheliotoxisch wirkende Gifte zurück, die zur Exsudation in die perivasculären Räume führt mit einer Verquellung, Verdickung und Unterbrechung der Kapillarwand. Nach Einwirkung proteolytischer Fermente soll es dann zur Lösung von Zellverbindungen, zur sogenannten „Entleimung" kommen. Als Beispiel wurde die Dissoziation der Leberzellen angeführt. Rössle betonte bei diesem Vorgang, daß die Kapillaren für den Stoffaustausch quantitativ und qualitativ unterschiedlich geartet seien und der Funktion des jeweiligen Organes angepaßt werden. Er sprach damals, entsprechend der Wirkungsart der einzelnen Gifte, von einer Kapillartropie der verschiedenen Organe.

Nach Untersuchungen von Meyer-Arendt [23] ist die Diagnose „seröse Entzündung" an den Nachweis eines eiweißreichen, flüssigen, teilweise aus dem Blut stammenden und fermentativ höchst wirksamen Exsudates geknüpft. Dieses muß nicht unbedingt ein freies Exsudat sein, es kann auch zur Imbibition und Verquellung des Gewebes geführt haben. Ausgangspunkt der Untersuchungen sind die von Menkin [24] gefundenen, bei der Entzündung auftretenden Stoffe: Leukotoxin, der Leucocytosis promoting factor, Necrosin, Pyrexin und der Leucopenic factor. Zum Nachweis wurden diese Wirkstoffe in hoher Konzentration Versuchstieren injiziert, die mit einer bestimmten und für den einzelnen Stoff charakteristischen Erkrankung reagierten. Meyer-Arendt hat unter Zuhilfenahme optischer Methoden (UV-Absorption) nachgewiesen, daß im entzündlichen Oedem aus verschiedenen zeitlichen Phasen der experimentellen Entzündung in erster Linie Serum-Eiweißkörper enthalten sind. Allerdings ließ sich ein für das entzündliche Oedem charakteristischer Eiweißbestandteil, der nicht schon im Blutserum enthalten ist, nicht nachweisen. Er hält aber für möglich, daß bestimmte, von einer primären Zellschädigung ausgehende Wirkstoffe dem Oedem seine spezifischen Merkmale verleihen. Trotz Annahme spezifischer Eiweißkörper im entzündlichen Oedem wird vom Autor zugegeben, daß hypoxaemische Veränderungen im Gewebe den Entzündungsprozeß ihrerseits unterhalten, und daß Störungen der Gefäßpermeabilität eine unbestrittene Rolle spielen. Bei verschiedenen pathologischen Prozessen soll dann die Albuminurie ins Gewebe eintreten.

Im interstitiellen Gewebe treffen wir verschiedenartige Zustände an: die Albuminurie mit der Aufschwemmung des Gewebes, auch als seröse Entzündung bezeichnet, die Anreicherung mit kollagenen Bindegewebsfasern und mesenchymalen Elementen (Fibrose), wobei im allgemeinen nicht immer auseinander gehalten werden kann (Rott [25]), ob es sich um eine „postinflammatorische Sklerosierung" bei Induration des Gewebes oder um eine „fibrilläre Sklerosierung" bei Fibrose handelt. Oft erkennt man eine fibrinoide Verquellung, ebenso eine hyaline Beschaffenheit der Zwischensubstanz. Bei der Exsudation ins Gewebe sieht man sehr häufig Fibrinoid und Hyalin. Fibrinoid läßt sich mit Eiweißfärbungen darstellen. Die hyaline Interzellularsubstanz findet sich nicht selten bei einer Durchtränkung kollagener Bindegewebsfasern mit Serumeiweißkörpern als homogene, bandförmige Einlagerung im Bindegewebe. Bei der serösen Entzündung ist von Terbrüggen [26] nachgewiesen worden, daß ein Flüssigkeitsstrom sich nicht nur von der Kapillare zum Interstitium hin bewegt, sondern auch von den Parenchymzellen ausgehen soll. Eger [27] hat ähnliche Beobachtungen gemacht. Nach seiner Ansicht soll die gequollene Parenchymzelle Flüssigkeit abpressen und danach kollabieren.

Bei seinen Untersuchungen über den Mechanismus der experimentellen serösen Entzündung durch Allylformiat hat Fleckenstein [28] festgestellt, daß der eigentliche Angriffspunkt der Allylverbindungen vorwiegend auf einer Hemmung des oxydativen Kohlehydratabbaues der Kapillarendothelien beruht. Als Ursache für das mechanische Versagen der Kapillaren wird also die Störung fermentativer Prozesse angesehen. Ein in den Kreislauf gelangtes Gift, das in den Metabolismus der Zelle eingreift, schädigt den empfindlichsten Teil dieses Systems, die Kapillaren, am schwersten. Er hat weiterhin festgestellt, daß über die Kapillaren hinaus eine Schädigung des Leberparenchyms nachzuweisen ist. Aus diesen Ergebnissen ist eine Beantwortung der Frage, inwieweit neben der direkten Beeinflussung der Zelle durch Allylformiat auch eine „mechanische" Behinderung der Zellatmung durch das Exsudat zwischen Parenchym und Kapillaren besteht, zu berücksichtigen. Weiterhin wird angenommen, daß die primäre Schädigung der Kapillare oder Parenchymzelle von der Allylformiatkonzentration abhängig ist. Schädigungen können auch durch Überlagerung mechanischer und stoffwechselhemmender Einflüsse möglich sein. Als Wesen der Allylvergiftung sei demnach nicht der mehr physikalische Angriff auf die Permeabilität der Kapillaren und des Parenchyms, sondern der chemische, auf die fermentativen Prozesse des Kohlehydratumsatzes, anzusehen. Bender, Locker und Rissel [29] haben bei ihren Stoffwechselversuchen an der Leber allylformiatvergifteter Ratten bei hohen Dosen eine rasch einsetzende Hemmung des Zellstoffwechsels mit Eintritt des Todes festgestellt, bei kleinen Dosen sahen sie eine bald vorübergehende Steigerung und bei mittleren Dosen eine Hemmung mit nachfolgender Steigerung des Metabolismus der Zelle. Es wird angenommen, daß die Hemmung des Stoffswechsels Ausdruck einer Strukturzerstörung und Fermentblockierung ist und die Steigerung die Folge einer Strukturauflockerung und Lösung der Fermentbindungen. Terbrüggen und Deneke [30] haben bei ihren Untersuchungen nach der Allylformiatvergiftung an Lebern von Kaninchen festgestellt, daß, im Vergleich zur Histaminvergiftung mit einer Zunahme des Organgewichtes, die Lebereiweißmenge in Gramm abgenommen hat. Die Versuchsdauer betrug 5—6 Stunden. Diese Untersuchungen stehen im Gegensatz zu denen Eppingers, der die Lebern 1—3 Stunden nach der Allylformiatvergiftung untersucht und eine Eiweißvermehrung gefunden hat. Die Autoren sind deswegen der Ansicht, daß die Eiweißverminderung erst nach der von ihnen festgelegten Versuchszeit von 5—6 Stunden eintritt. Die Zeit der Einwirkung und die Dosierung sind also entscheidend für die Frage der primären Schädigung von Kapillare oder Parenchymzelle. Bei der Histaminvergiftung scheint nach Fleckenstein [28] keine Störung des Kohlehydratstoffwechsels vorzuliegen. Zusammenhänge mit den Kohlehydratumsetzungen sollen beim Tier aber bestehen, weil durch Nebennierenrindenhormonen eine Histaminresistenz erzielt werden kann. Terbrüggen und Deneke [30] glauben, daß bei der Histaminvergiftung keine primäre Schädigung des Parenchyms entsteht. Bei der Allylformiatvergiftung soll es jedoch zu einem primären Parenchymschaden „neben" der Schädigung der Kapillarwand kommen, eine Annahme, die sie mit dem Eiweißschwund der Leber 6 Stunden nach Versuchsbeginn begründen. Beim Menschen wird die Kapillarweite, anscheinend unabhängig von der der Arteriolen, durch das vegetative Nervensystem beeinflußt, Krogh [31]. Unter physiologischen Bedingungen vollziehen sich im Zusammenspiel mit den praekapillaren Arteriolen und arterio-venösen Anastomosen Kaliberschwankungen der Kapillaren. Die fetalen Gefäße in den Plazentarzotten werden bekanntlich weder von Nerven noch von Muskelelementen umgeben. Es lassen sich jedoch nach de Langen [32] periodische Weitenänderungen, die durch humorale Faktoren gesteuert werden, an der terminalen Strombahn der Plazenta annehmen. Diese Beobachtung wurde dadurch gesichert, daß Plazentarzotten sich nicht synchron mit dem Pulsschlag vom Herzen des Keimlings bewegen. Ten Berge [33] hat den Blutstrom in den fetalen Gefäßen eines aus der menschlichen Plazenta entnommenen Gewebsstückes in Ringerlösung, die mit einer Wärmeeinrichtung auf 38 °C gehalten wurde, noch eine Stunde nach der Geburt der Plazenta beobachtet. Er konnte dabei sogar Untersuchungen mit verschiedenen kreislaufwirksamen Stoffen machen, auf die wir später eingehen werden.

Bevor wir über eigene Untersuchungen berichten, sollen noch die arterio-venösen Anastomosen erwähnt werden, die als integrierender Bestandteil des Gefäßsystems, Stöhr-v. Moellendorff-Goerttler [34], anzusehen sind, der für die Regelung der Kapillarfüllung sehr wesentlich ist. In vielen Organen sind sie jedoch noch nicht einwandfrei nachgewiesen worden. Beim Menschen finden sich diese Anastomosen in den meisten innersekretorischen Organen, den mesenterialen Lymphknoten, der Niere, Lunge und in der Plazenta. Kiss-Tarján [35] glauben, daß sie eine besondere Bedeutung für die Entstehung der utero-plazentaren Apoplexie haben, die bei der Toxaemie sehr häufig vorkommt. Sie stellen sich den Ablauf so vor, daß die toxinbedingten Spasmen zu schweren Kapillarschäden und Venenerweiterungen mit einer ödematösen Durchtränkung und Auflockerung der Uteruswand führen. Durch die Veränderungen im Gewebe gehen die Kapillaren und die arterio-venösen Anastomosen zugrunde, der kompensatorische SHUNT-Kreislauf fällt weg, und es kommt zu größeren Blutungen aus dem arteriellen Gebiet der Uterina. Zwischen dem Blut, den Gewebsräumen, den Parenchymzellen sowie den bindegewebigen Lymphkapillaren besteht ein intensiver Flüssigkeitsaustausch. An keiner Stelle treten die Lymphkapillaren mit den Parenchymzellen in unmittelbare Berührung. Stets ist auch hier das interstitielle Gewebe zwischengeschaltet. Das gleiche gilt für die Spalten zwischen Leber- und Endothelzelle.

Ruznyák, Földi und Szabó [36] haben durch ihre Untersuchungen 1957 bestätigt, daß der Disse'sche Raum keine Lymphspalte, sondern eine interstitielle Spalte darstellt, aus der die Flüssigkeit nur nach Durchtritt durch die Endothelwand ins Lymphgefäßsystem gelangen kann. Beim Übertritt von Eiweißstoffen aus der Kapillare ins Interstitium gelangen diese durch die Lymphkapillaren und weiter durch die anschließenden Lymphbahnen wieder ins Blut. Für unsere Untersuchungen ist die Beachtung des Lymphgefäßsystems notwendig, weil Beobachtungen am menschlichen Embryo gezeigt haben, daß die ersten größeren Lymphbahnen in der seitlichen Hals- und Armgegend schon bei Embryonen von 10 mm Länge nachweisbar sind, Starck [37]. Erwähnt soll auch noch sein, daß die Lymphgefäße nach Anschauung von Sabin [38] und Lewis [38] vom bereits vorhandenen Venensystem ausgehen, nach Kampmeier [39] entstehen sie in Form von Spalträumen direkt im Mesenchym.

Wir haben uns bei unseren Untersuchungen bemüht, herauszufinden, ob es durch Anwendung von Histamin und Allylformiat möglich ist, ähnliche Veränderungen, wie sie Eppinger an den terminalen Stromgebieten der Leber von Hund und Ratte erzeugt hat, auch an den terminalen Gefäßen des Kaninchenkeimlings experimentell nachzuweisen. In einer weiteren Untersuchungsreihe an Haifischkeimlingen sollte festgestellt werden, wie es zum Kreislaufversagen und damit zum Absterben der Frucht kommt. Diese Untersuchungen wurden an der Zoologischen Station des Aquariums in Neapel durchgeführt. Das Haifischei erschien uns dafür besonders geeignet, weil am lebenden Tier der Gesamtkreislauf sehr gut zu beobachten ist. Besonders geeignet waren kleine, durchsichtige Keimlinge, an denen sowohl der Kreislauf im Keimling selbst als auch in der Nabelschnur und den Gefäßen des Dottersackes übersehen werden kann. In einer abschließenden Untersuchung über Fetopathien und Erkrankungen der Plazenta beim Menschen sollen die experimentellen Ergebnisse ausgewertet werden und zeigen, daß ähnliche Veränderungen bei der vorzeitigen Lösung der Plazenta, der Rh-Inkompatibilität und den Toxikosen auftreten. Es lag nur von diesen Erkrankungen geeignetes Untersuchungsmaterial vor, das wir bearbeitet haben. Wie aus den experimentellen Ergebnissen zu ersehen war, ist es notwendig, histologische Untersuchungen des Gewebes nur dann anzustellen, wenn zwischen der Geburt des Kindes und seinem vorausgegangenen Tod keine größere Zeitspanne liegt.

## III. Untersuchungsmethoden

Die Untersuchungen wurden an 19 Kaninchen durchgeführt. Sie waren im Durchschnitt 2000 g schwer.

### A. Allylformiat

9 Tieren wurde Allylformiat, 50 mg/kg i. v. injiziert. Nach Betäubung mit Thiogenal, einem Kurznarkotikum, wurden die Tiere durch Eröffnung der Carotiden zwischen dem 16. bis 20. Tag der Gravidität getötet. Um über den Verlauf der Veränderungen an der terminalen Strombahn des Keimlings exakte Angaben machen zu können, mußten die Tiere nach einer bestimmten Einwirkungszeit untersucht werden. Wir haben sie zu diesem Zweck nach 4, 6, 24 und 48 Stunden getötet. Es wurden die Leber der Muttertiere und der gravide Uterus entnommen und von allen Tieren sämtliche Keimlinge und Plazenten untersucht.

### B. Histamin

10 Muttertieren injizierten wir Histamin. 7 Tiere erhielten 3 mg/kg i. m. und 3 Tiere 6 mg/kg i. m. Zum Zweck der histologischen Untersuchung der Keimlinge und Plazenten wurde wie bei den Tieren verfahren, die Allylformiat erhalten hatten; getötet zwischen dem 16. bis 20. Tag der Gravidität.

Fixiert wurden alle Keimlinge und Plazenten (A. + B.) in Stieve'scher Lösung. 1 Stunde nach dem Einbringen in die Flüssigkeit wurden die einzelnen Uterushöhlen eröffnet, um eine bessere Fixierung zu ermöglichen. Die Entwässerung erfolgte in 10%iger Stufenfolge über 70%igen Jodalkohol, aufsteigende Alkoholreihe und Intermedien. Eingebettet wurde in Paraffin und durchschnittlich etwa 5 $\mu$ dicke Schnitte angefertigt. Die Präparate wurden in einer Modifikation der Masson'schen Trichromfärbung nach Goldner und zur Eiweißdarstellung mit der Ninhydrin-Schiff'schen Reaktion nach YASUMA und ICHIKAWA gefärbt. Nach den Untersuchungen von BOLCK und ARNDT [40] sowie ARNDT [41] wird die serofibrinöse Durchtränkung des Bindegewebes (ebenso wie Fibrinoid) nach Goldner mit einer Rotfärbung dargestellt. Bei der Ninhydrin-Schiff'schen Reaktion konnten wir feststellen, daß Eiweiß und Fibrinoid, die hier rotviolett erscheinen, LIPP [42], sich an gleicher Stelle nach der Goldner'schen Methode mit einem ziegelroten Farbton, ROMEIS [43], anfärben.

Wir hatten unsere Untersuchungen mit Nikotin, das wir trächtigen Russenkaninchen verabfolgten, begonnen. Für diese Versuche wurden 28 Tiere verwandt und die in der Plazenta und im Keimling auftretenden Veränderungen beschrieben. Es waren Veränderungen, die an der terminalen Strombahn des Keimlings mit einem Exsudat und einer Vermehrung des mesenchymalen Gewebes einhergingen. Durch unsere Voruntersuchungen und die Versuche EPPINGER's [21] über die seröse Entzündung an der Leber des Hundes war eine größere Anzahl von Tieren für die vorliegende Arbeit nicht erforderlich. Die Untersuchungen mit Allylformiat (50 mg/kg) und Histamin (3—6 mg/kg) zeigen zwar im Krankheitsverlauf ähnliche Erscheinungen, die Reaktionen nach Histamin-Injektion können jedoch viel intensiver auftreten. Als Beispiel werden später Wandveränderungen und Blutungen der fetalen Gefäße in der Plazenta nach 3-stündiger Histamineinwirkung angeführt. EPPINGER hatte Hunden 3—6 mg/kg Histamin i. v. injiziert.

Bei den Tieren, die den Kollaps nach der Injektion überstanden, wurde eine seröse Entzündung in den Organen gefunden. Wir gaben Kaninchen nur 0,5 mg/kg Histamin i. v., worauf jedesmal der Tod des Tieres im Kollaps erfolgte. Aus diesem Grunde injizierten wir das Histamin intramuskulär. Es genügten vorwiegend Untersuchungsreihen mit 3 mg/kg i. m., um Veränderungen an der terminalen Strombahn des Keimlings zu erzielen. Bei einer Injektion von 6 mg/kg i. m. starb ein Tier bereits nach 35 Minuten mit den Erscheinungen der Kreislaufinsuffizienz.

Untersuchungen an Haifischeiern (Scylliorhinus stellaris) wurden an der Zoologischen Station des Aquariums in Neapel vom April bis Juni 1957 durchgeführt. Der gesamte Kreislauf des Keimlings wurde mit dem Lupen- und Auflichtmikroskop beobachtet. Um eine genaue Untersuchung zu ermöglichen, fand diese in Narkose statt. Dem Meerwasser wurde MS. 222 Sandoz in einer Verdünnung von 1:8000—10000 zugesetzt. Die Hornschale der Haifischeier wurde eröffnet und der Dottersack mit dem durch die Nabelschnur verbundenen Keimling in eine Schale mit frisch zugeleitetem Meerwasser verbracht. Um beobachten zu können, ob in einer bestimmten Zeit eine Schädigung am Kreislauf des Dottersackes oder des Keimlings auftritt, wurde ein besonderer Zulauf für Meerwasser konstruiert, an dem mehrere T-Stücke und zusätzliche Anschlüsse eine kontinuierliche Bewässerung von 10 Schalen garantierten. Die Tiere konnten in diesen Schalen 8 Tage lang gehalten werden, ohne daß hyp- oder anoxaemische Schäden am terminalen Gefäßnetz auftraten. Zu dieser Versuchsanordnung wurde jede Schale mit einer Vorrichtung versehen, die eine dauernde Durchlüftung des Meerwassers gewährleistete. Die Eier waren vollkommen mit Meerwasser bedeckt.

Um die Einwirkung von Giften und ihre Auswirkungen auf den gesamten Kreislauf zu untersuchen, gaben wir 12 Haifischkeimlingen Histamin in einer Dosierung von 1, 3, 5, 10, 15, 20 mg pro Tier auf 100 ccm Meerwasser. 14 Keimlinge erhielten Allylformiat in einer Dosierung von 2.5, 5, 10, 15, 20 mg pro Keimling auf 100 ccm Meerwasser. 13 Keimlinge wurden einem Nikotinversuch mit 1, 3, 5, 10, 20, 40 mg auf 100 ccm Meerwasser pro Tier ausgesetzt. Unter dem Lupenmikroskop führten wir Beobachtungen am Kreislauf der Keimlinge in einem Zeitabstand von 1—2 Stunden tagsüber bis zum Auftreten von Insuffizienzerscheinungen durch. Von diesem Zeitpunkt an überwachten wir den Kreislauf, bis das Herz zu schlagen aufhörte. Es mußte darauf geachtet werden, daß die Temperatur des Wassers 18 °C nicht überschritt. Zur Kühlung wurde eine Umspülung der Schalen mit Meerwasser vorgenommen. An besonders heißen Tagen kühlten wir mit Eis.

Wie bereits oben erwähnt, untersuchten wir bei einigen Fetopathien des Menschen Keimling und Plazenta. In der vorliegenden Arbeit wurden nur Fälle bearbeitet, bei denen die Kinder erst kurze Zeit abgestorben waren. Zur histologischen Untersuchung der Veränderungen an der terminalen Strombahn sind wir in gleicher Weise vorgegangen wie bei der experimentellen Arbeit.

## IV. Ergebnisse

Wir wenden uns zunächst den Versuchsergebnissen an der Plazenta zu. Die Verhältnisse sind hier durch zwei aneinandergrenzende Kreisläufe komplizierter, die Beurteilung des zeitlichen Verlaufes einer Schädigung deshalb schwieriger. Die nach Allylformiat und Histamin auftretenden Permeabilitätsstörungen sind viel ausgeprägter als die bei Anwendung von Nikotin. Ihre Auswirkung und die auftretenden Schäden können schon nach wenigen Stunden beobachtet werden. Da die morphologischen Veränderungen bei beiden Giften ähnlich verlaufen, ist eine gesonderte Besprechung der Ergebnisse nicht erforderlich. Nach unseren Untersuchungsergebnissen hat es den Anschein, als ob die Reaktionen am Gefäßsystem des Keimlings bei Einhaltung der unter III angeführten Versuchsanordnung nach Histaminanwendung intensiver und schneller ablaufen. Die Veränderungen an der terminalen Strombahn des Keimlings treten nicht nur bei Warmblütern, wie den Kaninchen, sondern auch bei den von uns untersuchten Selachier-Keimlingen auf. Der Trophoblast (Syncytium) bildet in der haemochorialen Labyrinth-Plazenta des Kaninchens ein Röhrensystem (Abb. 3 (M)), in dem das mütterliche Blut kreist. Das fetale Kapillarsystem (F) schmiegt sich dem Röhrensystem mit seinen Endothelzellen eng an. In der dem Fetus zugewandten Läppchenzone der Plazenta (Abb. 7) verlaufen die Trophoblaststränge mäander- oder girlandenförmig, während sie über dem Unterbau strangartig (Abb. 2) in Richtung zur fetalen Seite der Plazenta angeordnet sind und sich etwa in der Mitte mit der beschriebenen Zone treffen. Zwischen den Trophoblaststrängen breitet sich überall das fetale Kapillarsystem aus, von wenigen Mesenchymzellen eingehüllt.

In dem Schema nach Mossmann [8] (Abb. 1) ist der gegensätzliche Verlauf der Strömungsrichtung des mütterlichen und fetalen Blutes in der Plazenta des Kaninchens veranschaulicht.

Die Zahlen in dem Schema sollen andeuten, daß beide Kreisläufe eng aneinanderliegen. Die Gewebsveränderungen nach Anwendung von Giften bei Muttertieren setzen über dem Unterbau der Plazenta an der Stelle ein, an der die Aufteilung der terminalen Strombahn des Keimlings beginnt (Abb. 2). Zuerst sehen wir sie am fetalen Kapillarsystem. Die Kapillarwand ist verdickt und durch eine Einlagerung von Eiweiß verquollen (Abb. 6). Die Kapillaren sind häufig mit dicht aneinandergedrängten Erythrozyten angefüllt (Abb. 8), was offenbar die Folge einer vorausgegangenen Stase ist. An den Kernen des Endothels zeigen sich Kerndegenerationserscheinungen wie die Kernwandhyperchromatose, Karyolysis, Pyknose und Karyorhexis (Abb. 8). Diese Veränderungen an der Kapillarwand sind bei Histaminanwendung schon nach 3 Stunden zu sehen (Abb. 6). Häufig kommt es auch zur Autolyse der Erythrozyten (Abb. 5, 6). Durch die Schädigung der Kapillarwand gelangen Eiweißstoffe aus der Blutbahn in den interstitiellen Raum. Man findet sie als perivasculäres Exsudat, zum Teil auch als fibrinoide Durchtränkung des Gewebes im Zwischenraum wieder (Abb. 12). Die Bindegewebsfasern verquellen, die Mesenchymzellen werden durch das Oedem stark auseinandergedrängt. Gleichzeitig kommt es zu einer intensiven Vermehrung der mesenchymalen Elemente mit einer Anhäufung von Histiozyten im Zwischengewebe des Trophoblaströhrensystems (Abb. 8, 9). Eine Fibrose, die auch mit sklerosierenden Vorgängen einhergeht, haben wir schon nach 6 Stunden nachweisen können. In diesen Gewebsanteilen lassen sich fetale Kapillaren mit zugrundegehenden Endothelzellen, aber noch stark mit Blut angefüllt, auffinden, an den meisten Stellen sind jedoch die Kapillaren entweder durch Autolyse verschwunden, oder Reticuloendothel- und Endothelzellen haben sich in Histiozyten umgewandelt.

Am Röhrensystem des Trophoblast, in dem das mütterliche Blut kreist, fallen an den Zellen zuerst die trübe Schwellung (Abb. 10), später Vorgänge der Nekrobiose und Nekrose auf. Als Reaktion des mütterlichen Kreislaufes ist in manchen Fällen eine recht erhebliche Ausbildung von Stasen zu finden (Abb. 11). Die beschriebenen Veränderungen an der Plazenta schreiten bis zur fetalen Seite, zur Läppchenzone, fort. Nicht selten ist eine Sklerose im Zwischenraum 24 Stunden nach Allylformiatanwendung festzustellen. Die Bindegewebsfasern sind stark vermehrt, das Eiweiß wird von den Histiozyten phagozytiert oder in die Bindegewebsfaser eingelagert. Besonders stark ist die Reaktion zuweilen an der terminalen Strombahn nach Histamineinwirkung. Wir finden per diapedesin, vorwiegend per rhexin, ausgetretene rote Blutkörperchen, die, wenn sie über dem Unterbau auftreten, vielkernige Glycogenzellen und Trophoblast verdrängen. Das mit mütterlichem Blut gefüllte Röhrensystem zeigt an diesen Stellen eine reaktive Stase mit Sedimentation der Erythrozyten (Abb. 19). Zuweilen finden sich unter dem Amnion eiweißausgefüllte, mit Endothel ausgekleidete Räume, die als Lymphgefäße angesprochen werden können. Bei den Plazenten mit der beschriebenen starken Exsudation ins Interstitium sind die mütterlichen Bluträume weit ausgedehnt, das Trophoblastrohr ist nekrotisch geworden, die fetalen Gefäße im Interstitium der Autolyse verfallen und kaum mehr aufzufinden (Abb. 13). Wenn in den Trophoblaströhren eine Stase des mütterlichen Blutes besteht, werden die Glykogenzellscheiden sehr schnell nekrotisch. Man kann dann retroplazentare Blutungen aus großen Gefäßen des Unterbaues beobachten, die zur Lösung der Plazenta führen.

Am Kapillarsystem des Keimlings finden wir ähnliche Veränderungen. In der Leber tritt das perivasculäre Exsudat (Abb. 14, 15) an den Sinusoiden im sogenannten Disse'schen Raum auf, zwischen Endothel- und Leberzelle. Oftmals zeigt sich auch hier eine sehr erhebliche Stase in den Sinusoiden. Das perivasculäre Exsudat wird seltener, weitaus häufiger die Autolyse der Endothelzellen beobachtet. An den Kernen sieht man Kernschwellung, Chromatolyse und Pyknose. Die Leberzellen selbst zeigen dann eine trübe Schwellung und Nekrobiose. Schreitet der Vorgang weiter fort, so kommt es zur Dissoziation und Autolyse des Parenchyms. Die Läsion der Kapillarwand nach vorausgegangener Stase kann Veranlassung geben, daß einzelne

Leberzellen sich ablösen und von Blut umgeben aufzufinden sind. Kommt es zur Blutung aus den Sinusoiden, werden einzelne Leberzellbalken im Blut versprengt angetroffen.

Bei der Untersuchung der Herzen der Keimlinge (Abb. 16) fällt ein interstitielles Oedem auf, das zur Auseinanderdrängung einzelner Myoblastenbündel geführt hat. Die Kerne gehen in Autolyse über, oft werden sie auch verkleinert und pyknotisch gefunden. Die Querstreifung der Herzmuskelfasern ist dann nicht mehr zu erkennen. Einzelne Bündel von Myoblasten sind stark geschrumpft. Sie färben sich intensiver mit Plasmafarbstoffen an. An den Mesenchymzellen fallen entweder Kernveränderungen im Sinne der Kernschwellung sowie der Pyknose und Karyolysis auf. Die Zellen selbst sind durch das interstitielle Oedem weiter auseinandergerückt. Besonders stark ausgeprägt ist das Oedem unter der Nacken- und Rückenhaut der Keimlinge (Abb. 18). Die Anlage der Hautmuskulatur, Panniculus carnosus, ist dann nicht mehr aufzufinden. Durch des Oedem sind die einzelnen Zellen stark auseinandergedrängt. Die Bindegewebsfasern verquellen. Zwischen ihnen liegen per diapedesin und per rhexin ausgetretene rote Blutkörperchen sowie Eiweiß.

Sehr deutlich lassen sich Permeabilitätsstörungen an den Gefäßen der terminalen Strombahn des Plexus chorioideus beobachten (Abb. 17). Die Gefäßwand ist verquollen. Auch hier sind ins Interstitium reichlich Eiweiß und Blut übergetreten. Häufig führt die Schädigung der Wand zu Blutungen in die Ventrikel. Blutungen in das Hirn fanden wir in den Ganglienhügel und das Pallium zwischen dem 18. und 20. Tag der Gravidität, ebenso streifenförmige kleine Blutungen in der Anlage des Rückenmarkes (Abb. 20), in querer Richtung verlaufend, sowie eine Blutung in die Lunge und Urniere (Abb. 21, 22, 23). Wir haben vorwiegend Keimlinge zwischen dem 18. und 20. Tag der Gravidität untersucht. Sie sind zu diesem Zeitpunkt zwischen 25 und 29 mm lang und haben die Entwicklung der Organe und somit ihre Embryonalzeit noch nicht abgeschlossen. Der Darm wird am 18. Tag gerade in die Bauchhöhle einbezogen, die Urniere ist noch in Funktion und die Nachniere in der Ausbildung (Abb. 22). Gerade die Blutung unter die Urnierenkapsel beweist, daß als Ausdruck der Funktion eine starke Vascularisation des Organs besteht. Die gleichgroße Nachniere, die am 18. Tag über der Urniere liegt, wird nur von wenigen kleinen Gefäßen versorgt, die keine Hyperaemie zeigen.

Wir haben die Wirkungen der gleichen Gifte an den Keimlingen des Katzenhaies (Abb. 24) studiert und auch Permeabilitätsstörungen an dem Gefäß, das die Linse ernährt, festgestellt. Nach 5 stündiger Allylformiateinwirkung, 5 mg/100 ml Seewasser, wird im peripheren Anteil der Linse (Abb. 31, 33) eine vakuolige Degeneration der Linsenfasern beobachtet. Die großen Vakuolen liegen kernnahe (Abb. 32). Feinere, kleinere Vakuolen finden sich, vom Kern weiter entfernt, häufig in Zellen an der Hinterwand der Linse. An den Kernen sieht man nicht selten Kernschwellungen und Pyknose. Größere Vakuolen wurden seltener auch im Zentrum der Linse beobachtet. Um die Arteria hyaloidea vermehren sich im Augenbecherspalt die Mesenchymzellen. Austritte (Abb. 34) von Erythroyzten aus dem Gefäß kommen vor. Es ist vielleicht wesentlich, darauf hinzuweisen, daß wir mit 2 mg Nikotin/100 ml Seewasser ebenfalls eine feinere vakuolige Degeneration an den Linsenfasern nach 21 Stunden sehen konnten, und daß bei diesem Haifischkeimling auch in der Leber (Abb. 41) eine kernnahe Vakuolenbildung festgestellt wurde. Gleichzeitig fanden sich in den Sinusoiden Blutstauungen und Veränderungen an der Endothelwand. Kettler [44] hat von zahlreichen Forschern ein großes Schrifttum über die Entstehung der Vakuolenbildung in der Leber zusammengestellt und kritisch ausgewertet. Für unsere Versuche glauben wir daraus entnehmen zu können, daß sie auf einen Sauerstoffmangel nach Durchblutungsstörungen zurückzuführen ist. Aus den Untersuchungen Büchner's [45] geht hervor, daß vor kernnahen vakuoligen Degenerationen des Plasmas eine Hypoxie des Gewebes auftritt. Die angeführten Degenerationserscheinungen an den Linsenfasern sind durch weitere Untersuchungen gesichert. Wir beobachteten sie auch an einem Haifischkeimling, der sich 24 Stunden lang in 2 mg Histamin pro 100 ml Seewasser befand. Die gleichen Erscheinungen sahen wir an Augen von Kaninchenkeimlingen. Nach 30 Minuten Histamineinwirkung (3 mg/kg Muttertier) (Abb. 35, 36) fand sich deutlich ein perivasculäres Exsudat an der Tunica vasculosa lentis eines Keimlings; an zwei weiteren Keimlingen (Abb. 37, 38) eines anderen Wurfes gleiche Erscheinungen nach 6 Stunden Einwirkungszeit auf das Muttertier (3 mg/kg). Bei einem Keimling (Abb. 39), dessen Mutter 2 Stunden, bei einem anderen 48 Stunden lang unter Allylformiateinwirkung stand (50 mg/kg), zeigte die Tunica vasculosa lentis ein perivasculäres Exsudat, bei dem anderen (48 Std.) auch die Arteria hyaloidea (Abb. 40). Im Glaskörper waren die Mesenchymzellen nahe dem Gefäß (Abb. 40) stark vermehrt und an der Linsenhinterwand feine Vakuolenbildungen in den Fasern anzutreffen. TÖNDURY [46] hat 1954 zum ersten Mal auf die vakuolige Degeneration der Linsenfasern mit späterem Zerfall bei der Rubeolenerkrankung der Mutter aufmerksam gemacht. Gleiche Linsenveränderungen hat er an Keimlingen, deren Mütter eine Poliomyelitis, Parotitis und Hepatitis epidemica durchgemacht hatten, gefunden. Jede teratogenetische Periode hat ihre sensitive Phase, in der eine Schädigung den gleichen Effekt erzielt. Für die Katarakt tritt diese Phase bei der Rötelnerkrankung in der 5. Woche ein, bei der Taubheit erst in der 8.—9. Woche. TÖNDURY glaubt, daß die Ursache des Faserzerfalles eine Anoxaemie sei, die dadurch bedingt ist, daß Viren das Atmungsferment Cytochrom-Cytochromoxydase blockieren. Er macht bei diesen Erörterungen darauf aufmerksam, daß Wachstum und Differenzierung der Form von einer starken Intensivierung des Stoffwechsels abhängig sind, und deswegen mit einer Zunahme des Ribonucleinsäuregehaltes und der Atmung zu rechnen ist. Durch unsere Untersuchungen haben wir zeigen können, daß im Experiment erzeugte Stase Permeabilitätsstörungen an der A. hyaloidea u. ebenfalls eine vakuolige Degeneration der Linsenfasern hervorrufen.

Um festzustellen, wie es zum Kreislaufversagen und damit zum Absterben des Keimlings kommt, haben wir den Gesamtkreislauf des Haifischkeimlings mit dem Lupen- und Auflichtmikroskop beobachtet. Zur Untersuchung wurden etwa 30 mm lange, vollkommen durchsichtige Keimlinge verwandt. Diese lagen mit dem Dottersack in einer Glasschale, die mit einer bemessenen Menge Meerwasser versehen war; sie bewegten sich in regelmäßigen Zeitabständen und mußten, wenn man den Kreislauf untersuchen wollte, narkotisiert werden. Aus den vielen Einzelbeobachtungen, die wir nach Zusatz von Nikotin, Histamin und Allylformiat in genau festgelegter Dosierung gemacht haben, läßt sich folgendes aussagen: den Eintritt einer Stase an der terminalen Strombahn sieht man zuerst am Dottersack im Kapillargebiet zwischen der A. und Vena vitellina, unmittelbar danach auch am Keimling in den Kapillarschlingen (Abb. 27) der aus den Aortenbögen austretenden Kiemenarterien. An den Gefäßen des Dottersackes, die an der Aufteilungsstelle der A. vitellina (Abb. 25) abgehen, beobachtet man keine Blutfüllung. Dadurch, daß die Stase erst in einer geringen Entfernung von der Arterie eintritt, ist an die Möglichkeit zu denken, daß Gefäßverengungen an Arteriolen erfolgen können. Bei Ausbildung der Stase im Kapillargebiet des Dottersackes entsteht häufig ein Strömungswiderstand, der zur Stauung in der Dottersackarterie mit Ausbildung einer Pulswelle führen kann. In der Vene des Dottersackes beobachtet man nach der Stase, die im Gebiet zwischen Arterie und Vene am ganzen Dottersack auftreten kann, zunächst eine Verringerung der Blutströmung. Bei weiterbestehender Stase im peripheren Kapillargebiet füllt sich die Vene immer mehr mit Blut. Die Dottersackvene (Abb. 26) ist gestaut, die Stase prägt sich auch stärker in den Gefäßen der Leber aus. Diese vergrößert sich deutlich (Abb. 27), und man kann unterhalb der äußeren Kiemengefäße einen großen, dunkelroten Fleck beobachten. Inwieweit die Füllung des Venengebietes durch arterio-venöse Anastomosen bedingt ist, läßt sich zwar nicht beweisen, sie aber doch als wahrscheinlich ansehen. Nach der Stauung in den Sinusoiden der Leber mit der Vergrößerung des Organs dehnt diese sich auch auf den peripheren Anteil des Gefäßsystems im Keimling selbst aus. Besonders häufig sieht man sie am Kopf über der Hirnanlage, dem Augenbecher und am Rücken, an den Flossenanlagen und am Schwanz des Keimlings. Die Stasen in der Leber können durch Ruptur zu größeren Blutungen in den

Bauchraum führen. Bei den durchsichtigen, etwa 30 mm langen Keimlingen läßt sich unter dem Lupenmikroskop die Herzaktion gut beobachten. Die Kammer ist dann mit dem Bulbus cordis durch Wachstum länger geworden, sie verschiebt sich dabei in caudaler Richtung und befindet sich ventral vom Sinus venosus. Während der Ausbildung der Stasen im peripheren Kapillargebiet bleibt im Herzschlauch während der Systole in der Kammer immer mehr Blut zurück, sie wird größer, und die Kammerwand muß sich immer mehr ausdehnen. Die Stauung im venösen Anteil des Kreislaufes und im Kapillargebiet nimmt zu. Der Herzschlauch wird bei noch erhaltener Herzaktion blutleer, und der Keimling stirbt ab. Am Dottersack (Abb. 26) finden sich im terminalen Stadium häufig Blutungen, die zwischen der Endausbreitung des arteriellen und venösen Anteils des Dottersackgefäßsystems anzutreffen sind. An der Nabelschnur (Abb. 28) werden zur gleichen Zeit häufig Oedeme beobachtet. Aus unseren Versuchen glauben wir schließen zu dürfen, daß nach Einwirkung von Giften auf die terminale Strombahn des Haifischkeimlings eine „Verblutung" in die Peripherie des Dottersackkreislaufes und des Keimlings einsetzt. Für den Rückstrom zum Herzen und die arterielle Versorgung ist nicht mehr genug Blut vorhanden, der größere Strömungswiderstand in den Gefäßen erfordert eine größere Druckleistung vom Herzen. Bei der Abnahme der Leistungsfähigkeit des Herzmuskels vermag die Systole das in der Diastole stark vermehrte Blutvolumen nicht mehr genügend zu entleeren, es bleibt vermehrt Restblut im Herzen zurück, so daß auch systolisch noch eine Dilatation besteht (myogene Dilatation). Durch die zunehmende Stasenbildung nimmt die periphere Kreislaufinsuffizienz zu, die Blutmenge in der Kammer nimmt ab, der Herzschlauch ist zuletzt vollkommen leer und zeigt keine Aktion mehr.

Bei der Untersuchung der Organe von Haifischkeimlingen finden wir ähnliche Veränderungen, wie wir sie nach Permeabilitätsstörungen an den Organen der Kaninchenkeimlinge festgestellt haben: am Herzen (Abb. 42) Kernschwellung und Pyknose der Endothelzellen sowie Ablösung und Autolyse derselben; an den Myoblasten (Abb. 42) Karyolysis, Pyknose und zerfallende, sich aufsplitternde Fibrillen. Durch das interstitielle Oedem werden die Faserbündel auseinandergedrängt. An der Leber lösen sich Endothelzellen vom Parenchym ab, häufig gehen sie durch Autolyse zugrunde. An den Leberzellen werden trübe Schwellung, vakuolige Degeneration und Autolyse des Plasmas, an den Kernen Karyolysis und Pyknose beobachtet. Im Interstitium der Sklerotome zwischen den Myotomen der Somiten findet sich nicht selten ein Oedem und Diapedesisblutungen. Auch am Dottersack beobachtet man eine oedematöse Verquellung des Ento- und Ektoderms sowie der Membrana limitans und ein perivasculäres Exsudat mit zahlreichen Diapedesisblutungen. Bei der histologischen Untersuchung der Kapillarschlingen (Abb. 29, 30) der Kiemenarterien ist nach Histamineinwirkung eine intensive Stauung der Erythrozyten in den Kapillarschlingen festzustellen; das Deckepithel ist nach längerer Stase häufig vollkommen nekrotisch und von der Gefäßwand abgelöst. Wir können neben diesen regressiven auch progressive Vorgänge beobachten, die dem Bestreben einer Regeneration dienen. Ein 30 mm langer Keimling wurde 24 Stunden einer Lösung von 40 mg Nikotin in 100 ml Seewasser ausgesetzt, hieran anschließend 48 Stunden lang in eine Schale mit einer andauernden, langsamen Durchspülung derselben mit frischem Meerwasser verbracht. Ein großer Teil der Stasen in der terminalen Strombahn war nach dem Aufenthalt in reinem Seewasser, das während der ganzen Zeit durchlüftet wurde, nicht mehr aufzufinden. An Stellen mit einer irreversiblen Stase der terminalen Gefäße dieses Keimlings — sie wurden zwischen Pallium und Anlage der Kopfhaut (Abb. 43) beobachtet, sowie an einer Kapillarschlinge der Kiemenarterie — gehen am reticuloendothelialen System der Gefäße wesentliche Veränderungen vor. Aus dem Perithel, aber auch aus dem Endothel der Kapillaren, entstehen Histiozyten, die in Kapillaren mit gestauten Blutkörperchen einwandern und sie vollkommen ausfüllen. Die Histiozyten (Abb. 43) können dann diese roten Blutkörperchen phagozytieren; zwischen ihnen (Abb. 44) findet eine Zunahme der Bindegewebsfasern statt, so daß schließlich die ganze Kapillarschlinge von Bindegewebe ausgefüllt ist.

Beim Kaninchen treten an Plazenta und Keimling nach Permeabilitätsstörungen am Reticuloendothel in weitaus kürzerer Zeit Reaktionen auf. Im Interstitium der Plazenta und in den mesenchymalen Lagern des Keimlings finden sich vermehrt Histiozyten in der Nähe der terminalen Gefäße. Ebenso wie sich bei Sauerstoffmangel die mesenchymalen Elemente vermehren, gibt er auch Veranlassung zur Entstehung der Histiozyten, SCHALLOCK [47], sie speichern nach Permeabilitätsstörungen das ins Gewebe übertretende Eiweiß. Die perivasculären Histiozyten des Endothels nehmen, wie JANCSÓ und TÖRÖ [48 u. 49] schon 1941 und 1942 festgestellt haben, die in der interzellulären Gewebssubstanz der Kapillarwand gespeicherten Stoffe auf und tragen sie in das umgebende Bindegewebe. TÖRÖ konnte das sehr gut bei seinen Histaminversuchen nach i. v. Tuscheinjektionen an der weißen Ratte beobachten.

Besonders starke Reaktionen am reticulohistiozytären System des Menschen finden wir nach Permeabilitätsstörungen bei der Rh-Inkompatibilität. Bei dieser führt die Antigen-Antikörperreaktion nicht nur zu einer Haemolyse, sondern auch zur direkten Schädigung der Kapillarwand, ZOLLINGER [50], PATZER und STECH [51]. Im Interstitium der Plazentarzotten beobachtet man sehr häufig Hofbauerzellen, die von den meisten Untersuchern als Histiozyten angesehen werden. Schon 1915 wurden sie von ESSICK [52] als Makrophagen im Sinne METSCHNIKOFF's gedeutet. Ähnlich äußerte sich auch LEWIS [53]. Auf Grund biochemischer Untersuchungen von THOMSEN [54] und GELLER [55] werden sie als stoffwechselaktive Zellen angesehen. GELLER glaubt, daß sie nicht nur in der Plazenta vorkommen. Den Nachweis ihrer Unspezifität führten aber erst BAUTZMANN und SCHRÖDER [56], indem sie Hofbauerzellen im Amnion und subkutanen Bindegewebe von menschlichen Embryonen beschrieben. Auch nach ihrer Ansicht ist die „Hofbauerzelle" nur eine plazentare Ortsform und gehört zu den Makrophagen. Sie finden sich bei den meisten Erkrankungen der Zotte vermehrt. Von LEWIS [53] werden sie bei der Blasenmole in den Plazentarzotten beschrieben und als CHALETZKY-NEUMANN'sche Zellen bezeichnet. Im Stroma phagozytieren sie Eiweißstoffe, die die Strombahn des Keimlings verlassen haben.

Wie schon erwähnt, hatten JANCSÖ und TORÖ [48 u. 49] bei Permeabilitätsstörungen eine Aktivierung des Reticuloendothels in den Kapillaren gesehen. HEINLEIN [57] gelangte nach Histaminanwendung zu ähnlichen Ergebnissen. Er berichtet von einer Endothelaktivierung in der Leber, die zu einer Sternzellenschwellung, plötzlichem Auftreten von Histiozyten und Gefäßveränderungen führt mit Auflockerung der Media und Ablösung von Endothelzellen.

In einer weiteren Abhandlung soll untersucht werden, inwieweit sich die experimentell gewonnenen Ergebnisse auf Erkrankungen der menschlichen Frucht übertragen lassen. DOERR [5] schließt seine Ausführung über die Kyematopathien und perinatalen Krankheiten mit den Worten „Pathologie der Plazenta treiben heißt Permeabilitätspathologie pflegen", wir pflichten seinen Worten durchaus bei, möchten sie aber auch auf die Frucht ausdehnen. Wenn wir den Begriff Kyematopathie richtig auffassen, müssen Frucht und Plazenta gemeinsam untersucht werden, um ein Bild über die ganze terminale Strombahn zu gewinnen.

Bei Frühaborten soll das Absterben der Keimlinge durch Letalfaktoren bedingt sein, die auf die Entwicklung des Trophoblasten und fetalen Gefäßsystems entscheidenden Einfluß haben. Bisher ist den Gefäßveränderungen beim Absterben der Frucht schon eine bestimmte Aufmerksamkeit zugewandt worden. So nimmt THOMSEN [54] an, daß der Fruchttod durch Entwicklungsstörungen am Trophoblasten sowie Störungen der autochthonen Gefäßbildung bedingt sei. HÖRMANN [58] glaubt dagegen, daß eine Dysorie (SCHÜRMANN) des Trophoblasten für Plasmaeiweißstoffe aus dem mütterlichen Blut zum Oedem und damit zur interstitiellen Sklerosierung und Unterdrückung der autochthonen Gefäßbildung führt. Er nahm damals, als er seine Untersuchungen über die Entstehung des Abortes veröffentlichte, an, daß nach dem Durchdringen vom Plasma-Eiweißstoffen durch den Trophoblasten eine „seröse Entzündung" der Zotte entstehen könne. Damit war schon einmal daran gedacht worden, daß die Ursache des Fruchttodes möglicherweise in einer Permeabilitätsstörung liege. Durch unsere Untersuchungen konnten wir zeigen, daß Permeabilitätsstörungen an der terminalen Strombahn der Frucht entstehen, wenn Muttertieren Gifte verabreicht werden, die zur Stase, zum perivasculären Exsudat und zur Bindegewebsbildung im Interstitium führen. Wir glauben, daß diese Veränderungen identisch sind mit den Befunden, die sich an der terminalen Strombahn der Frucht beim Morbus haemolyticus neonatorum und bei den Toxikosen ergeben.

Wie wir später noch ausführen werden, erlebt man auch bei anderen Erkrankungen der Frucht Befunde, die andeuten, daß Permeabilitätsstörungen vorliegen, die zum Tod der Frucht geführt haben. Wir haben 3 Erkrankungen an einer Rh-Inkompatibilität und 3 zur Gruppe der Toxikosen gehörende Fälle untersucht, weil bei einem Teil dieser Fälle die Zeit zwischen dem Aufhören der kindlichen Herztöne und der Geburt nur 2—4½ Stunden betrug, beim anderen Teil bedrohliche Krankheitserscheinungen der Mutter auftraten, die uns zwangen, das Kind durch eine Sectio zu entbinden. Es war also möglich, durch histologische Untersuchung der Organe und der Plazenta dieser Kinder Veränderungen an der terminalen Strombahn nach verschiedenen Erkrankungszeiten und verschiedener Einwirkungszeit der Noxe festzustellen.

Bei den drei ausgewählten Fällen von Morbus haemolyticus neonatorum starb im Fall 1 (35) das Kind während einer ganzen Extraktion plötzlich ab. Die Indikation zu dem Eingriff waren akut sich verschlechternde Herztöne des Kindes. Bei der Mutter wurden am Tage der Entbindung ein Blutdruck von 120/75 und starke Oedeme festgestellt; die Eiweißprobe nach Esbach ergab einen Wert von ¼—½‰.

Im Fall 2 (123) waren zwei Stunden vor der Geburt keine Herztöne mehr zu hören. Die Mutter hatte einen Blutdruck von 125/80, keine Oedeme; Eiweiß: nur leichte Trübung.

Der Fall 3 (146) wurde unter dramatischen Umständen entbunden. Das Kind war kurz vorher abgestorben (genaue Zeitangabe fehlt). Wegen vorzeitiger Lösung der Plazenta wurde eine ganze Extraktion durchgeführt. Der noch in Verbindung mit der Uteruswand befindliche Anteil der Plazenta wurde manuell gelöst. Trotz Anwendung der üblichen Mittel mit Einschluß der Tamponade des Uterus kam die Blutung nicht zum Stehen, so daß eine vaginale Totalexstirpation unvermeidbar war.

Diese drei Fälle sollen die Beziehung zwischen Permeabilitätsstörung und Aktivierung des Reticuloendothels sowie dem Auftreten des perivasculären Exsudates und der Vermehrung des Bindegewebes aufzeigen.

Beim vorliegenden Hydrops der Plazenta, Fall 1 (35) (Abb. 47, 48, 49, vgl. Abb. 45, 46) zeigen die Zotten direkt unter der Chorionplatte hyalinisiertes Bindegewebe ohne Kapillaren. Im intervillösen Raum um diese Zotten hat die reaktive Stase des mütterlichen Blutes häufig nach einer Nekrose des Trophoblasten zur fibrinoiden Verquellung der Bindegewebsfasern in der Zotte geführt. Von der Mitte nach der Chorionplatte zu finden sich vermehrt Mesenchymzellen im Interstitium bei schwacher Rotfärbung der Bindegewebsfasern. Die Mesenchymzellen in Richtung zur Basalplatte sind durch das interstitielle Oedem weit auseinandergedrängt worden, und die Gefäße zeigen Veränderungen, wie sie besonders bei der Rh-Inkompatibilität auffallen. Sie äußern sich in einer starken Aktivität der Reticuloendothelzellen, die sich in Histiozyten umwandeln und vom Gefäß eiweißbeladen ins Interstitium abwandern (Hofbauerzellen). Bei den Gefäßen mit vorausgegangener Stase findet sich häufig nach Exsudatbildung eine perivasculäre und hyaline Verquellung des Bindegewebes. Hier sieht man sowohl pyknotische Kerne der Endothelzellen als auch Endothelzellen, die sich in Histiozyten umwandeln; sie können autolytische Blutkörperchen phagozytieren und durch Proliferation und Bildung von Bindegewebsfasern das Gefäß verschließen.

Die Leber zeigt stark erweiterte Sinusoide, Eiweißablagerung in den Disse'schen Räumen und Kernschwellung der Endothelzellen. Die Leberzellen selbst weisen trübe Schwellung, Chromatolyse und Kernwandhyperchromatose sowie auch starke Blutbildungsherde zwischen den Zellen auf.

Am Herzen sind Muskelzellen bei der Ninhydrin-Schiff'schen Reaktion dunkelrot angefärbt, gequollen und die Faserstruktur in Auflösung; ferner Schrumpfung der Faserbündel und Pyknose der Kerne.

Beim Fall 2 (123) sieht man in der Plazenta unterhalb der Chorionplatte eine Scirrhose der Zotten mit starker Eiweißreaktion im Interstitium. Das Syncytium befindet sich hier in Nekrobiose und Nekrose mit fibrinoiden Einlagerungen. Im mittleren Drittel nimmt das Eiweiß im Interstitium ab, und die Reaktionen am Reticuloendothel treten mehr in Erscheinung (Abb. 50, vgl. Abb. 45, 46). Zahlreiche Gefäßverschlüsse und vermehrte perivasculäre Exsudatbildung mit hyaliner Verquellung des Bindegewebes sind zu beobachten, in den Stammzotten deutliche Stase mit Sedimentation des Blutes in den größeren Gefäßen. Über der Basalplatte ist die Eiweißreaktion im Interstitium geringer, auffällige Reaktion wieder am Reticuloendothel und bis zur Mitte der Plazenta Zotten mit Sproßbildung des Endothels sowie Kapillarisierung stark bindegewebehaltigen Stromas.

An der Leber finden sich Disse'sche Räume mit Eiweißinhalt; die Endothelzellen sind vergrößert und ihre Kerne geschwollen. Die Leberzellen zeigen trübe Schwellung und vorwiegend Kerne mit Chromatolyse, eine intraparenchymatöse Sklerosierung ist deutlich zu erkennen.

Am Herzen: mäßige interstitielle Fibrose mit Eiweißniederschlägen.

Im Fall 3 (146) liegt eine besonders starke Permeabilitätsstörung in der Plazenta vor. Unter der Chorionplatte sieht man wieder eine starke Fibrose und Sklerosierung des Stromas mit zahlreichen Hofbauerzellen. Der syncytiale Zottenbelag ist rot gefärbt (Metachromasie) und hat sich zum Teil während der Nekrobiose ganz von der Basis abgelöst. In intervillösen Raum zwischen den Zottenästen findet sich reichlich Fibrin in bandartiger Form (häufig auch eine fibrinoide Verquellung des Syncytiums). In der Mitte der Plazenta nimmt das Bindegewebe in den Zotten ab. Die Zotten über der Basalplatte weisen ein Oedem, feinste Eiweißverteilung (Ninhydrin-Schiff'sche Reaktion), wenig Bindegewebsbildung und massenhaft Hofbauerzellen auf. Auch hier sind wieder sehr starke Proliferationserscheinungen am Endo- und Retothel mit Verschlüssen der Terminalgefäße zu beobachten.

Die Leberzellen zeigen eine trübe Schwellung, positive Ninhydrin-Schiff'sche Reaktion, beginnende Autolyse und Dissoziation der Zellen. Die Sinusoide sind weit ausgedehnt und enthalten haemolytisches Blut; Endothelzellen sind der Autolyse anheimgefallen.

Am Herzen (Abb. 51) werden in kleinen Kapillaren Stase, perivasculäres Exsudat mit Verquellung der Wand, Pyknose und beginnende interstitielle Fibrose beobachtet. Die Fasern der Muskulatur erscheinen aufgesplittert. Bei der Ninhydrin-Schiff'schen Reaktion haben sie sich stärker rot angefärbt.

Bei den Toxikosen (Fälle 4—6) zeigt sich die Permeabilitätsstörung an der terminalen Strombahn besonders auffällig. Auch hier sieht man wieder eine Umwandlung des Exsudates aus den Gefäßen in Bindegewebe; nur die Aktivität der reticuloendothelialen Zellen tritt nicht so ausgeprägt in Erscheinung.

Im Fall 4 (120) wurde das Kind (50 cm, 3080 g) durch Sectio entbunden. Die Indikation zu dem Eingriff war ein Ansteigen der kindlichen Herztöne von 160 auf 180 innerhalb von 1½ Stunden. Bei der Mutter bestand am Tage der Entbindung ein Blutdruck von 190/130, zeitweilig von 200/130. Am Einlieferungstage, 3 Tage vor der Entbindung, betrug er 160/120; Eiweiß: Esbach 12‰, mäßige Oedeme.

Im Fall 5 (148) wurde das Kind (46 cm, 2350 g) ebenfalls durch Sectio entbunden. Die Indikation zu dem Eingriff waren unregelmäßige Herztöne, die trotz zusätzlicher Sauerstoffbeatmung der Mutter zwischen 60 und 160 schwankten. Die Mutter hatte am Einlieferungstag, 11 Tage vor der Entbindung, einen Blutdruck von 220/140, Eiweiß: Esbach 3‰. An den folgenden Tagen war der niedrigste Wert RR 175/115, der höchste 240/140.

Im Fall 6 (102) wurde die Entbindung des Kindes (50 cm, 2250 g), nachdem es 4½ Stunden vorher plötzlich abgestorben war, durch eine Perforation des Kopfes mit anschließender Kraniotomie vorgenommen. Bei der Mutter war am Tage der Entbindung ein Blutdruck von 190/140 gemessen worden, am Einlieferungstag, zwei Tage vorher, ein Wert von 220/150; Eiweiß: Esbach 4‰. In der Zwischenzeit betrug der niedrigste Wert RR 165/120, der höchste 205/140.

Bis zu $^2/_3$ des Bereiches unterhalb der Chorionplatte in der Plazenta (Abb. 52, 53, vgl. Abb. 45, 46) des Falles 4 (120) sehen wir in den Zotten ein Bild nach erheblicher Stase in den terminalen Gefäßen. Die Kapillarwände sind verquollen, die Kerne der Endothelzellen zum größten Teil in Pyknose; im Interstitium findet sich ein Zustand nach perivasculärem Exsudat, dunkelrote Färbung bei der Ninhydrin-Schiff'schen Reaktion. Die Zotten zeigen noch keine stärkere mesenchymale Zellvermehrung im Interstitium. An Stellen mit Stase mütterlichen Blutes ist das Interstitium mäßig sklerosiert. Es fallen auch Zotten auf, die durch die Sedimentierung des Blutes in fetalen Gefäßen eine Stase anzeigen, aber noch kein perivasculäres Exsudat aufweisen. Dieses histologische Bild kann als Zeichen eines peripheren Kreislaufversagens gedeutet werden.

Im Fall 5 (148) weist die Plazenta zahlreiche Infarkte auf, von denen einige in der Mitte nekrotisch zerfallen. In den am Rande sich aneinanderdrängenden Zottenästen, zwischen denen sich Fibrin und fibrinoide Verklebungen des Syncytiums finden, zeigt sich eine starke Zunahme des Bindegewebes mit Hyalinisierung und Kerndegenerationserscheinungen.

Die an der Randzone des Infarktes angrenzenden Zotten weisen als Stadien der Umwandlung des perivasculären Exsudates in Bindegewebe bis zur stärksten hyalinen Verquellung auf. An den Gefäßen werden am Endothel Kernschwellung und Umbildung der Reticulumzellen in Histiozyten sowie Verschlüsse der Gefäße durch Proliferation des Endothels mit Bindegewebsbildung zwischen den Zellen gefunden (Abb. 54, vgl. Abb. 45, 46). Es ist dabei nicht ungewöhnlich, daß stark bindegewebehaltige Zotten Endothelsprossung mit Gefäßvermehrung und Neubildung von Kapillaren im Sinne des Versuchs einer Regeneration wie bei einer produktiven Entzündung zeigen.

Im Fall 6 (102) erstreckt sich in der Plazenta (Abb. 55, 56, vgl. Abb. 45, 46) unter der Chorionplatte das Zottengewebe mit Stasen in fetalen Gefäßen und vermehrter Bindegewebsbildung im Interstitium bis fast an die Basalplatte. In fast allen Zotten dieser Zone wird eine deutliche Ninhydrin-Schiff'sche Reaktion im Interstitium gesehen. Am Syncytium findet sich, als Ausdruck des hypoxaemischen Stoffwechsels, eine vermehrte Proliferations- und Sproßbildung. Die Reticuloendothelzellen wandeln sich in Histiocyten um, die Kerne der Endothelzellen sind meist pyknotisch.

An den Leberzellen (Abb. 57, 58) sieht man trübe Schwellung, Vakuolenbildung und Chromatolyse. Weite Disse'sche Räume sind angefüllt mit Eiweißgranula, außerdem beobachtet man eine intraparenchymatöse Sklerosierung sowie Endothelzellen in Autolyse.

Am Herzen (Abb. 59) zeigt sich ein perivasculäres Exsudat mit hyaliner Verquellung der Bindegewebsfasern. In den Herzmuskelfasern Eiweißeinlagerung, Ninhydrin-Schiff'sche Reaktion (parenchymatöse Degeneration).

In der Lunge (Abb. 60) erkennt man den Zustand nach einem perivasculären Exsudat an größeren Gefäßen. Die Alveolen sind erweitert und mit eiweißhaltigem Exsudat ausgefüllt, in dem zum Teil Alveolarepithel liegt. In vielen Alveolen wird auch ausgetretenes Blut gefunden.

In der folgenden Diskussion soll näher darauf eingegangen werden, warum bisher bei der Untersuchung von Plazenten abgestorbener Embryonen und Feten immer wieder gleiche Befunde, wie Oedem, Fibrose sowie sklerosierende und scirrhotische Vorgänge an den Zotten erhoben wurden, ohne eine Aussage über ihr Entstehen machen zu können. Wir haben uns, wie schon erwähnt, auf eine Auswahl von Fällen beschränkt und uns bemüht, auf die wesentlichen Gesichtspunkte der Pathogenese dieser Erscheinungen hinzuweisen.

## V. Diskussion

Die bei unseren Versuchen mit Histamin und Allylformiat an tragenden Kaninchen gemachten Beobachtungen an der terminalen Strombahn des Keimlings decken sich weitgehend mit den Ansichten über Vorgänge, die Eppinger [21] beim Studium der Problematik der Permeabilitätspathologie und Roessle [17] bei der serösen Entzündung gewonnen haben. Um Wiederholungen zu vermeiden, haben wir die für unsere Untersuchungen wesentlichen Fragen in einem Schema übersichtlich zusammengestellt. Der Begriff „seröse Entzündung" in der Pathogenese der

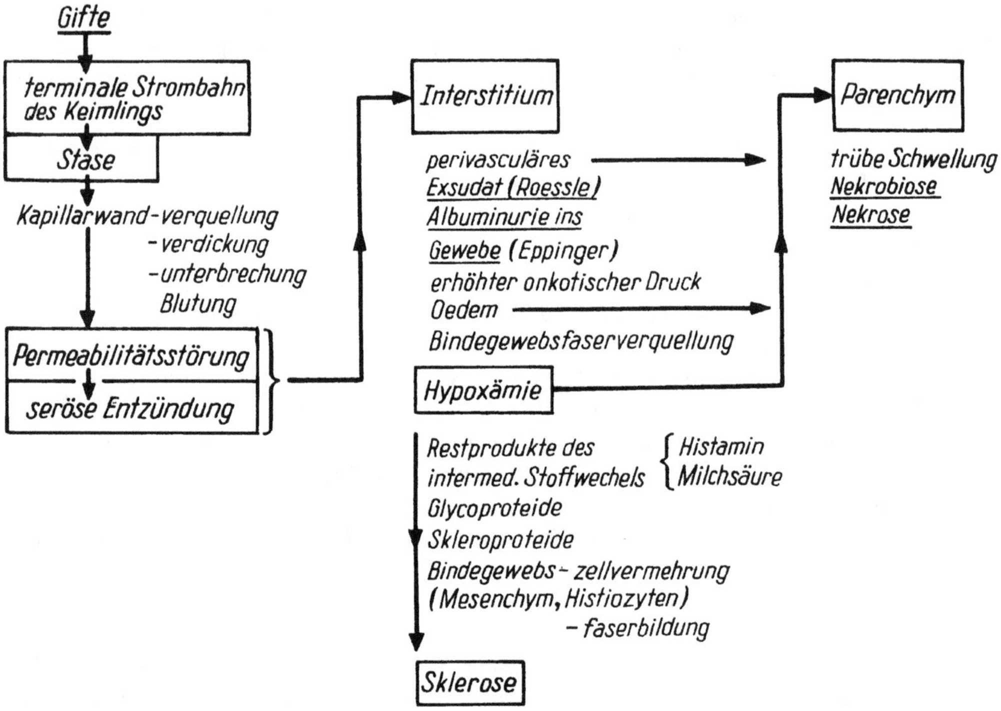


Die Pathogenese des Fruchttodes nach der Einwirkung von Giften auf die terminale Strombahn des Keimlings.

Erkrankungen des Keimlings und der Plazenta war bisher nicht gebräuchlich. Hueck [59] sagte über die „Entzündung", daß es eine allgemein anerkannte Definition dieses Begriffes nicht gäbe, weil jeder Forscher den anderen widerlegt, um dann selbst die gleiche Erfahrung mit der von ihm gegebenen Definition zu machen. Die Merkmale der Entzündung lassen sich jedoch an den Vorgängen an der terminalen Strombahn des Keimlings und im Interstitium nachweisen, die durch Eiweißübertritt, Fibrinoidbildung, Vermehrung der mesenchymalen Elemente und verstärkte Reaktion des Reticuloendothels gekennzeichnet sind. Setzt man den entzündlichen Vorgang in Analogie zur parenteralen Verdauung — ein Verdienst des russischen Forschers Metschnikoff — dann ist eine scharfe Abgrenzung der pathologischen Entzündung gegen ihr physiologisches Vorbild nicht möglich. Hueck sagt deswegen auch, daß auf den Begriff der Entzündung verzichtet werden muß, wenn eine scharfe Abgrenzung von Ursache, Merkmal und Bedeutung der Entzündung auf Grund naturwissenschaftlich beweisbarer Aussagen getroffen werden soll. So hat Doerr [5] vorgeschlagen, bei den Schäden im embryonalen Zustand von degenerativen Vorgängen zu sprechen. Wenn man durch das Experiment geschädigte Embryonen zu einer Zeit entnimmt, in der sie im Absterben begriffen oder gerade abgestorben sind, können auch bei diesen nach einer Permeabilitätsstörung sehr deutlich regressive, mit einer Vermehrung mesenchymaler Elemente einhergehende Vorgänge beobachtet werden. Inwieweit diese allerdings auch zur Bildung von kollagenem Bindegewebe im Sinne einer Narbenbildung führen, hängt davon ab, wie der Keimling den Insult übersteht. Ein Beispiel einer derartigen Veränderung fanden wir bei einem Haifischkeimling an den Kapillarschlingen der Kiemenarterien. Er wurde 14 Stunden in 40 mg Nikotin/100 ccm Meerwasser und anschließend 4 Tage in reinem Meerwasser gehalten. In späteren Entwicklungsstadien der Frucht sind bei vielen Fetopathien entzündliche Erscheinungen beschrieben worden, die zu unseren Untersuchungen analoge Veränderungen aufwiesen, und auf die wir später noch eingehen werden.

Bei der Einwirkung von Histamin und Allylformiat auf die Gefäße und somit auch auf die terminale Strombahn zeigt zweifellos das Histamin eine sofortige, sehr intensive Beeinflussung des Kreislaufes. Es kommt zur Blutdrucksenkung, zur Erweiterung der Kapillaren und zu Veränderungen, wie wir sie in unserem Schema über die Pathogenese des Fruchttodes beschrieben haben. Es sei hierbei auch gesagt, daß größere Mengen freien Histamins bei starken Zellschädigungen (Verbrennung etc.) und bei der Antigen-Antikörperreaktion auftreten. Ferner darf auch nicht unerwähnt bleiben, daß in der Schwangerschaft das Histamin spaltende Enzym, die Histaminase, im 5. Monat etwa das 1000fache des Normalwertes erreicht hat, so daß sogar eine quantitative Bestimmung im Blut über Vorhandensein und Alter einer Gravidität Aufschluß geben soll (Ahlmark [60]). Die fetalen Kapillaren sind gegen Histamin außerordentlich empfindlich, wie ten Berge [33] in einem wissenschaftlichen Film über die menschliche Plazenta überzeugend zeigen konnte. Durch die Histamineinwirkung erweitert sich die terminale Strombahn, und der Blutstrom verlangsamt sich bis zum Eintritt der Stase. Uher und Sikl [61] haben ähnliche Befunde an 28 Schwangeren (6.—12. Schwangerschaftswoche), denen sie 1 $\gamma$ Histamin 24 Stunden vor einer legalen Schwangerschaftsunterbrechung gaben, erhoben. Sie fanden regelmäßig im Zottenstroma einen Zustand nach Stase in den Kapillaren mit Dilatation der Wand, perivasculärem Exsudat, mitunter Gefäßnekrosen und Hyalinisierung des Bindegewebes. Am wenigsten verändert erschien der Trophoblast. Bei unseren Untersuchungen der Kaninchen-Plazenta nach Histamineinwirkung fiel im Vergleich zur Allylformiateinwirkung besonders auf, daß die fetalen Kapillaren weitaus stärker reagierten und infolgedessen auch weit häufiger das perivasculäre Exsudat, Oedem und die Vermehrung der mesenchymalen Elemente zu beobachten waren. Die erste Reaktion am Kreislauf des Keimlings findet also gleich in der Peripherie an der Plazenta statt. Beim Allylformiat ist der Einfluß auf das Gefäßsystem im Keimling selbst mehr ausgeprägt. Wie Eppinger [21] in seinen Untersuchungen ausführt, soll die Allylformiatwirkung nach 1—1½ Stunden einsetzen. Fleckenstein [28] hatte festgestellt, daß der eigentliche Angriffspunkt der Allylverbindungen in einer Hemmung des oxydativen Kohlehydratabbaues in der Endothel- und Parenchymzelle zu suchen ist. Bei diesem Vorgang handelt es sich um eine Störung fermentativer Prozesse. Sie führt zur gleichzeitigen Schädigung der Kapillarwand und der Parenchymzelle. Parallel damit gehen die Permeabilitätsstörungen und das perivasculäre Exsudat, die im Interstitium die Hyp- und Anoxaemie verursachen. Beim Histamin hingegen liegen primär Erscheinungen am Kreislauf zugrunde; es tritt auch hier die Stase und Permeabilitätsstörung in der terminalen Strombahn auf. Im Gegensatz zur Allylformiateinwirkung wird die Parenchymzelle sekundär durch das Geschehen im Interstitium (siehe Schema) geschädigt. Die Merkmale der „serösen Entzündung" treten nach beiden Vergiftungsarten in diesem Raum auf. Parenchym und Endothel zeigen nach Histamin nicht selten Erscheinungen der Nekrobiose und Nekrose, bei Allylformiat häufig trübe Schwellung und parenchymatöse Degeneration des Plasmas. Die Wirkung auf die Kapillarwand im Keimling selbst läßt sich sehr gut demonstrieren, wenn man das wasserunlösliche Allylformiat im gut wasserlöslichen Propylenglykol löst und sie dem Muttertier i. v. injiziert. Durch das Propylenglykol wird die Bildung großer Allylformiattropfen vermieden und eine sehr feine Dispersion im Blut erreicht. Die Verteilung im Blut ist jetzt erheblich größer als im Originalversuch (0,1 ccm Allylformiat pro kg). Wenn man an die Möglichkeit einer fermentativen

Spaltung (Verseifung) in Ameisensäure und Allylalkohol in der Zelle denkt, so müßten die Stellen, die eine große Fermentaktivität haben, besonders starke Schädigungen aufweisen.

An den zahlreichen Plazenten, die von verschiedenen Untersuchern nach dem Absterben von Embryonen oder Feten beschrieben wurden, zeigen sich immer gleiche Veränderungen an der Kapillarwand und im Interstitium, die sich weitgehend mit unseren Befunden nach Einwirkung von Giften auf die terminale Strombahn der Frucht decken. Wir haben diese Vorgänge an der haemochorialen Kaninchenplazenta in einem Schema (Abb. 3) dargestellt. Der von COUVELAIRE [62] geprägte Satz ,,C'est dans le domaine des capillaires que se joue le drame", als er über die Ursache der vorzeitigen Lösung der Plazenta berichtete, ist durchaus auch zutreffend bei der Entstehung der Veränderungen an den Zotten durch andere Erkrankungen der Frucht. So berichtet THOMSEN [54] bei exogen verursachten Aborten, daß die Gefäße in den Zotten nach dem Aufhören der fetalen Blutzirkulation sehr schnell der Obliteration und Autolyse verfallen. Der Trophoblast kann verhältnismäßig lange, auch bei fortgeschrittener Nekrose, erhalten bleiben. Nach HOMMA [63] sind beim Fruchtabgang durch das Oedem die fetalen Kapillaren in den Zotten in vielen Fällen nicht mehr nachweisbar. Ebenso berichtet BAYER [64] über das Fehlen der Gefäße in den Zotten. Gleiche Veränderungen werden von HÖRMANN [58] bei der Lues beschrieben; die Gefäße obliterieren, das Zottenstroma verdichtet sich. Später tritt dann eine Nekrose der syncytiokapillaren Membranen ein. Die Endothelkerne werden als groß, rund und chromatinarm angegeben. Ähnliche Befunde bei der Lues haben auch THOMSON [65] und ROSINSKI [66] erhoben. Beim Diabetes decken sich die Befunde mit denen, die nach Gifteinwirkung an der terminalen Strombahn entstehen. So berichtet KLOOS [67] über dilatierte Kapillaren unter dem Trophoblast. Am Gefäß werden vergrößerte Endothelkerne sowie ein stark verquollenes Kapillargrundhäutchen beobachtet. Im Interstitium fällt das Oedem mit vermehrten Mesenchym- und Hofbauerzellen und die Zunahme von reifem kollagenem Bindegewebe auf. Auf regressive Erscheinungen im Mesenchym wird hingewiesen. Gleiche Reaktionen der Kapillarwand zeigen sich auch beim Morbus haemolyticus neonatorum. BICKENBACH [68] berichtet von Eiweißausfällungen in verquollenen fetalen Kapillarwänden und im Interstitium. An den oberflächlichen Zottengefäßen werden Wanddefekte mit Rhexisblutungen in den intervillösen Raum beobachtet. Bei der Besprechung dieser Veränderungen wird eine seröse Exsudation in das Zottenstroma angenommen. Reaktionen einer Stase an den Zottengefäßen hat auch HÖRMANN [58] gesehen mit maximal gefüllten, dilatierten Kapillaren und einer Kontraktion der Arterien in den Stammzotten. Nach seiner Ansicht handelte es sich um eine allergische Reaktion nach einem plötzlich auftretenden urticariellen Exanthem bei einer Kreissenden (Erstpara). Nach der Entbindung der Zwillinge durch Forceps sowie Wendung und ganze Extraktion starben beide Kinder ab. Es kann angenommen werden, daß der Tod durch ein peripheres Kreislaufversagen eintrat. HORALÉK [69] hat über 11 Abortplazenten von Frauen berichtet, die an einer Brucellose (N. Bang) erkrankt waren. Auch hier werden Chorionzotten mit ,,paralytisch enorm dilatierten" Kapillaren beobachtet, die mit toxischem Oedem und Nekrose der Zotten einhergehen. Ähnliche Befunde lassen sich immer wieder erheben. So gibt THOMSEN [54] bei der Eklampsie Stasen, Wandveränderungen und Blutungen aus dem fetalen Gefäßsystem ins Stroma wie auch in den intervillösen Raum an. Als Ursache für diese Vorgänge sind nach seiner Ansicht toxisch wirkende Substanzen anzusehen. Nach SEITZ [70] entstehen diese Stasen bei der Eklampsie durch Gefäßspasmen an den Kapillaren und Arteriolen. Auch dem Infarkt gehen ähnliche Erscheinungsbilder nach einer Stase im fetalen Gefäßgebiet voraus. BARTHOLOMEW [71] und THOMSEN [54] sehen die Ursachen dieser Infarkte in einer Obstruktion fetaler Gefäße, der eine Störung der mütterlichen Zirkulation im intervillösen Raum folgt. BARTHOLOMEW glaubt, daß eine Kontraktion der venösen Muskelsphinkteren in den fetalen Kapillaren zur Stase führe. Er schließt sich damit den Anschauungen von SPANNER [72] an, dessen Befunde von STIEVE [73], später von NOLD [74] auf Grund umfangreicher Untersuchungen über das fetale Plazentargefäßsystem abgelehnt werden.

Durch die Überfüllung des fetalen Kapillarsystems vergrößern sich die Zotten; die intervillöse Zirkulation soll dabei ausgeschaltet werden und eine Nekrose des Chorionephitels sowie Kernveränderungen mit Pyknose und Karyorhexis entstehen. 1932 vertrat BARTHOLOMEW die Anschauung, daß es beim Infarkt eine „physiologische" obliterierende Endarteriitis gäbe. Wir glauben, daß derartige Gefäßverschlüsse durchaus zum Erscheinungsbild von Infarkten gehören. Bei der Nephritis weist HINSELMANN [75] an den Zottengefäßen von Plazenten auf ähnliche Erscheinungen hin mit Erweiterung der Kapillaren und Venen sowie einer Obliteration der Arterien. Auch die Untersuchungen von NOLD bestätigen, daß Infarkten bei Spätgestosen eine Alteration am fetalen Gefäßsystem vorausgeht. Bei Darstellung des fetalen Gefäßsystems von der Nabelschnurvene aus entstehen nach Infarkten kleine, vogelnestähnliche Defekte im Bezirk eines Kotyledo. Der Infarktbezirk kann ein Viertel bis zur Hälfte des Gefäßbezirks des Kotyledo einnehmen, er geht aber niemals auf andere Kotyledonenbereiche über. NOLD schließt daraus, daß nicht eine mangelhafte Durchströmung des intervillösen Raumes, sondern die Schädigung der fetalen Gefäße in den Zotten primär stattfindet. Die Höhlenbildungen im Infarktbezirk entstehen dadurch, daß die Kapillaren bis zum Beginn der venösen Abflußbahn nicht gefüllt werden, weil sie durch den vorausgegangenen Erkrankungsprozeß zugrunde gegangen sind. Bei doppelter Injektion des fetalen Gefäßsystems vom venösen und arteriellen Gebiet her können kleine arterielle Gefäße im Infarktgebiet dargestellt werden. An größeren Infarkten fällt auf, daß diese nur noch am Rande zu finden sind. Der Ausfall des Kapillargebietes scheint demnach an den Arteriolen und Praearteriolen zu beginnen. Neuere Untersuchungen von HAYDORN [76] und HORSTMANN [77] bestätigten diese Feststellung. So fand HAYDORN bei der intravitalen Beobachtung des Kapillarsystems an der Backentasche des Goldhamsters nach Histamineinwirkung eine totale spastische Kontraktion der Arterien. Zu gleichen Ergebnissen führten die Untersuchungen von HORSTMANN am Kaninchenohr nach mechanischen, physikalischen und chemischen Reizen. Es wurde bei diesen Untersuchungen beobachtet, daß die Arteriolen augenblicklich verschlossen werden, und daß die Venen an allen Kontraktionen kaum oder fast nur passiv teilnehmen. Veränderungen im Interstitium nach Zirkulationsstörungen wurden schon von v. FRANQUÉ [78] beobachtet. Er wies bereits 1894 auf die Bindegewebsvermehrung in der erkrankten Zotte hin. Die Ursache für eine Infarktbildung in der Zotte sieht er in einer Gefäßerkrankung nach einer „vorangegangenen Zirkulationsschwächung". Er glaubt auch, daß die verlangsamte und erschwerte Zirkulation zum Absterben des Kindes führe und deutet damit das periphere Kreislaufversagen an, auf das wir bei der Besprechung unserer eigenen Ergebnisse schon hingewiesen haben. Bei den Untersuchungen der Plazenten von Frauen, die an Nephritis erkrankt waren, fand v. FRANQUÉ eine oedematöse Durchtränkung des bindegewebigen Anteiles des „Zottenbaumes", eine Massenzunahme des Stromas sowie ein vermehrtes Auftreten wellig verlaufender, von der Gefäßverteilung unabhängiger Faserbündel. Diese Vorgänge am Stroma und an den Gefäßen sind nach seiner Ansicht ein Krankheitsbild, das er als Wachstumsexzeß des gesamten Gefäßbindegewebsapparates der Zotten ansieht. Als erster Untersucher glaubt er, daß diese Erscheinung wohl unter den Begriff der chronischen Entzündung falle. Bei der Untersuchung der Zotten von Plazenten abgestorbener Keimlinge fanden wir immer wieder ähnliche Veränderungen: das Zottenoedem mit Zunahme der Mesenchym- und Hofbauerzellen, Verquellung der Bindegewebsfasern (früher „hydropische Entartung" genannt), sowie eine Sklerosierung der Zotte, auch als Verfilzung des Stromas bezeichnet. Die angeführten Veränderungen im Interstitium wurden eingehend von HINSELMANN [75], DOLFF [79], BAYER [64], THOMSEN [54] und HÖRMANN [58] beschrieben.

Bei den von uns untersuchten Plazenten und Kindern (1—3 Rh-Inkompatibilität, 4—6 Toxikose) fanden sich ebenfalls die beschriebenen Gewebszustände. Auf Grund unserer Befunde an der Zotte glauben wir Veränderungen nachweisen zu können, die den durch das Experiment hergestellten Permeabilitätsstörungen nach der Einwirkung von Giften auf die terminale

Strombahn der Frucht gleichen. Bei allen untersuchten Plazenten ist eine Vermehrung der mesenchymalen Elemente unter der Chorionplatte zu beobachten.

Im Fall 1 sehen wir in den Zotten hyalinisiertes Bindegewebe ohne Kapillaren, im Fall 2 eine Scirrhose. Im Fall 3 zeigen die Zotten ebenfalls starke Bindegewebsvermehrung. Zwischen diesen in einen „Narbenzustand“ umgewandelten Zotten finden sich meistens Anzeichen einer Stase mütterlichen Blutes. Das Syncytium ist vorwiegend nekrotisch und färbt sich rot an (Metachromasie). Eine fibrinoide Verquellung der Bindegewebsfasern sowie des Syncytiums ist in den beobachteten Gewebspartien zu erkennen. Die Rot-Violett-Färbung des Bindegewebes im geschilderten Zottenbereich nach der Ninhydrin-Schiff'schen Reaktion zeigt besonders in den hyalinisierten Bindegewebsanteilen eine perivasculäre Durchtränkung mit Plasmaeiweißstoffen an. Die Bindegewebsvermehrung in den Zotten nimmt zur Basalplatte hin meistens ab. Im Fall 1, dem Hydrops placentae, findet sich, ebenso wie auch im Fall 3, ein sehr starkes Zottenoedem. In den fetalen Gefäßen werden Zustände nach Stasen beobachtet, die im Fall 2 besonders deutlich an den Stammzotten durch Sedimentation des Blutes hervortreten. Bei der Rh-Inkompatibilität fällt die starke Aktivität des Reticuloendothels sowie auch des Endothels selbst auf. So fanden sich im Fall 1 und 3 Endothelzellen, die sich stark vermehrt hatten und zum Verschluß der Gefäße führten. Zwischen den Zellen kann man deutlich Bindegewebsfaserbildung erkennen, wie auch eine gehäufte Umwandlung der Reticuloendothelzellen in Histiozyten (Hofbauerzellen), ein Vorgang, der von Törö [49] bei der experimentellen Permeabilitätsstörung nach Histamin beschrieben wurde und in Parallele gesetzt werden kann. An Zotten mit stark bindegewebshaltigem Stroma sahen wir auch Kapillaren mit Sproßbildung, wie sie bei der produktiven Entzündung auftreten.

Bei den zu diesen Fällen (1—3) gehörenden untersuchten Kindern konnten ebenfalls die Zeichen der Permeabilitätsstörung mit interstitieller Bindegewebsbildung festgestellt werden. In der Leber waren die Sinusoide erweitert, die Disse'schen Räume mit Eiweißgranula angefüllt, Endothelzellen zum Teil in Autolyse. Am Plasma der Zelle trübe Schwellung, ferner läßt sich eine intraparenchymatöse Sklerosierung beobachten. Ebensolche Veränderungen zeigten auch die untersuchten Herzen. An den Herzmuskelfasern Eiweißeinlagerung und parenchymatöse Degeneration sowie eine interstitielle Fibrose.

Besonders stark kommt bei den Toxikosen die Abhängigkeit des Kreislaufgeschehens des Kindes von den Vorgängen an der terminalen Strombahn in der Plazenta und dem Krankheitszustand der Mutter zum Ausdruck. Im Fall 4 wurde das Kind wegen Ansteigens der Herztöne in $1\frac{1}{2}$ Stunden von 160 auf 180 durch Sectio entbunden. In den Zotten der Plazenta fanden sich im Abschnitt 2/3 unterhalb der Chorionplatte Zustände nach Stase mit Wandveränderungen an den fetalen Gefäßen und perivasculärem Exsudat. Die mesenchymalen Elemente waren nicht stärker vermehrt. Mäßige Sklerose war nur in einem schmalen Streifen unter der Chorionplatte mit Zeichen der Stase mütterlichen Blutes zwischen diesen Zotten zu erkennen.

Im Fall 5 waren 11 Tage mit hohem Blutdruck und Eiweißausscheidung der Mutter vorausgegangen; das Kind wurde durch Sectio entbunden, weil unregelmäßige Herztöne zwischen 60 und 160 auftraten. In der Plazenta fanden sich mehrere Infarkte, an deren Rande Zotten lagen, deren Bindegewebe stark vermehrt, dicht und hyalinisiert war. An diese Zone angrenzend ließen sich alle Stadien der Umwandlung des perivasculären Exsudates in Bindegewebe, vielfach mit hyaliner Verquellung der Fasern und positiver Eiweißreaktion beobachten. Das Endothel zeigte wieder Kernschwellung, Profilerationserscheinungen und in stark bindegewebehaltigen Zotten eine Vermehrung der Gefäße im Sinne einer produktiven Entzündung.

Beim Fall 6 war das Kind abgestorben. Hier zeichneten sich die Zotten durch vermehrte Bindegewebsbildung im Interstitium, einem Zustand nach Stase in den terminalen Gefäßen und eine positive Ninhydrin-Schiff'sche Reaktion aus.

An den Gefäßen selbst fanden sich die beschriebenen Veränderungen am Reticuloendothel sowie an der Endothelzelle. Sie erstreckten sich von der Chorionplatte bis fast an die Basalplatte heran. Auch die Organe des Kindes zeigten Erscheinungen nach Permeabilitätsstörungen. Die Disse'schen Räume in der Leber sind erweitert und mit Eiweißgranula angefüllt. An den Zellen fallen trübe Schwellung, Vakuolenbildung und Chromatolyse auf, das Endothel der Sinusoide befindet sich in Autolyse. Bemerkenswert ist auch hier wieder die intraparenchymatöse Sklerosierung. Um die Gefäße in der Herzmuskulatur findet sich deutlich eine hyaline Verquellung des Bindegewebes bei positiver Ninhydrin-Schiff'scher Reaktion, sowie an den Herzmuskelfasern eine parenchymatöse Degeneration mit Eiweißeinlagerung, während die Lunge an größeren Gefäßen als Zeichen perivasculären Exsudates stark hyaline Verquellung des Bindegewebes aufweist. Die Alveolen sind erweitert, enthalten ein eiweißhaltiges Exsudat mit Alveolarepithelien sowie Erythrozyten.

Wir haben bereits darauf hingewiesen, daß nach Reizen an der terminalen Strombahn Permeabilitätsstörungen auftreten und zur Aktivierung des Reticuloendothels führen.

Wenn Bakterien oder Gifte in Kontakt zu diesem Zellsystem gelangen, reagiert es mit starker Zellvermehrung (Tuberkel, Typhusgranulom, syphilitisches Granulom). Eine dem reticulohistiozytären System eigentümliche Leistung ist die Fähigkeit zur Phagozytose. Sie wurde von uns bei Haifischkeimlingen schon im Embryonalzustand an den aus dem Retothel der terminalen Gefäße entstandenen Histiozyten beobachtet. An Stellen mit irreversibler Stase entstanden Histiozyten sowohl aus dem Perithel als auch aus dem Endothel. Bei einigen war deutlich eine Phagozytose roter Blutkörperchen zu erkennen. Auch Histiozyten in der Umgebung terminaler Gefäße von Kaninchenembryonen und -plazenten speichern Eiweiß. Gleiche Erscheinungen werden an Frucht und Plazenta des Menschen bei Permeabilitätsstörungen beobachtet. Ebenfalls sieht man hier in den Histiozyten Eiweißspeicherung, positive Ninhydrin-Schiff'sche Reaktion sowie Phagozytose von roten Blutkörperchen. Wir sind der Auffassung, daß das reticuloendotheliale Gewebe des Keimlings schon in der Embryonalzeit seine Funktion entfaltet. Sie besteht in der Speicherung und Phagozytose von Eiweiß, auch aus terminalen Gefäßen ausgetretener Erythrozyten. Mit dem Mesenchym leiten sie progressive, eine Regeneration anstrebende, Vorgänge ein. Wir glauben, daß ein großer Anteil von Hofbauerzellen sowohl ihrer Lokalisation als auch ihrer Funktion nach im Reticuloendothel ihren Ursprung haben. Sie sind keine organspezifischen Zellen und werden deshalb — auf die Untersuchungen von Bautzmann und Schröder wurde bereits hingewiesen — ebenso im perivasculären und interstitiellen Gewebe des Keimlings angetroffen.

Wir hatten schon auf die starke Aktivierung des reticuloendothelialen Systems bei der Rh-Inkompatibilität aufmerksam gemacht. Bei dieser Erkrankung führt die Antigen-Antikörperreaktion nicht nur zu einer fetalen Haemolyse, sondern auch zur direkten Schädigung der Kapillarwand (Zollinger [50], Pazter und Stech [51]. Huth [80] führt die im kindlichen Organismus ablaufende Antigen-Antikörperreaktion in erster Linie als Folge eines Freiwerdens von Histamin und histaminähnlichen Substanzen an. In diesem Zusammenhang verdient die von Manwaring, Dale und Lewis [81] entwickelte „Histaminentfesselungshypothese" besondere Beachtung. Die Autoren nehmen dabei an, daß die Gefäßendothelien oder auch das Bindegewebe durch den bei der Antigen-Antikörpervereinigung entstehenden Primärreiz erst zur Abgabe von in ihm vorgebildeten krampf- und entzündungserregenden Stoffen veranlaßt werden. Wir hatten im Fall 3 eines Morbus haemolyticus neonatorum auf eine vorzeitige Lösung der Plazenta hingewiesen. Bemerkenswert sind hierbei die Untersuchungen von Hofbauer und Geiling [82], die nach Histamingabe an Meerschweinchen bei 10 Fällen in allen Eihöhlen eine Ablösung der Plazenta erzielten. Als Folge der Permeabilitätsstörung beim Morbus haemolyticus neonatorum kann die Wandverquellung der Kapillaren, der Ikterus an der Leber, die Erweiterung der perivasculären Räume sowie die trübe Schwellung und Dissoziation der Leberzellen und eine panlobuläre Scirrhose angesehen werden. Als Ausdruck des Kapillarschadens werden Blutungen in die Lungen, Petechien im Gesicht, Blutungen aus der V. terminalis und in die Stammganglien angesehen. An der Niere wurde von Zollinger [50] eine Stase der Kapillargefäße mit einer Papillenspitzennekrose nach peristatischer Hyperaemie beschrieben. Die bei dieser Erkrankung auftretende Erythroblastose wird von Doerr [5] als Folge einer intrauterinen Hypoxie aufgefaßt.

Ähnliche Veränderungen werden auch von Essbach [83] bei der Toxoplasmose beobachtet. Er vertritt die Ansicht, daß die Antigen-Antikörperreaktion oder Toxine eine Einwirkung auf die terminale Strombahn ausüben. An Frühherden treten im Hirn Endothelschwellung, Kapillaren mit Stase, nekrotischen Wandveränderungen und vermehrter Eiweißdurchtränkung des Gewebes auf. Es werden auch kleine Diapedesisblutungen beschrieben sowie perivasculäre „Blutseen" ohne Gewebsnekrose. Die Veränderungen im Endstadium sind entzündlicher Art und werden als Meningitis, Encephalomyelitis, Ependymitis mit Exsudatbildung, Hydrocephalus, Chorioretinitis, Herdmyocarditis, Herdnephritis, Broncho- und interstitielle Pneumonie, Enterocolitis und Lymphadenitis beschrieben. Ähnliche Befunde wurden am Tierhirn von Cohrs [84] erhoben: Schwellung der Peri- und Endothelzellen bei peristatischer Hyperaemie. Seifert [85] beschreibt bei der Cytomegalie in Riesenzellen rundliche Kerneinschlußkörper, die in der Parotis, der Niere, Lunge und in vielen anderen Organen zu finden sind. Bemerkenswert bei dieser Erkrankung sind die Syntropien, worunter man ein Zusammentreffen mit anderen Organerkrankungen versteht, deren Pathogenese noch nicht klargestellt ist. Sie unterliegen nach Wyatt [86] und Mitarbeitern einer Gewebsreaktion im Sinne der Virustoxaemie und -hepatitis und ähnlichen Erkrankungen. Auffallend sind entzündliche und mit einer mesenchymalen Reaktion im Interstitium einhergehende Veränderungen. So wird über die plasmazelluläre interstitielle Pneumonie berichtet, Bronchopneumonie mit Lungenfibrose, Hepatitis und Leberscirrhose (Splenohepatomegalis, Ikterus, relative Erythroblastose) sowie unter anderen entzündlichen Veränderungen an Organen auch über eine cystische Pankreasfibrose. Die Listeriose ist im Zusammenhang mit den Folgen der Permeabilitätsstörung deswegen bedeutsam, weil sie eine allgemeine Aktivierung des reticulohistiozytären Systems hervorruft. Sie verläuft als septische Granulomatose (Reiss [87], Mestwerdt [88]) mit typischen Epitheloidzellknötchen (Doerr [5]). Doerr glaubt deswegen auch, daß bei dieser Erkrankung an die Entwicklung einer allergischen Reaktionslage in der Frucht gedacht werden sollte. Die Granulome bilden sich in allen Organen durch Proliferation des reticulohistiozytären Gewebes aus. So werden z. B. in der Leber dicht konfluierende Granulome, haemorrhagische Nekrosen sowie ein Parenchymuntergang mit Wucherung der Sternzellen beschrieben. Beachtlich ist die vollkommene Restitution der Leber, die gewöhnlich ohne eine Sklerosierung der Gitterfasern verläuft. Auch hier ist mit einer Hypoxie zu rechnen, wenn wir das Auftreten einer Erythroblastose als pathognomonisch für diesen Zustand ansehen wollen. Ebenso wird bei der congenitalen Lues eine Erythroblastose beschrieben. Man findet in der Leber eine chronisch-interstitielle Entzündung mit diffusen Wucherungen des inter- und intralobulären Stützgerüstes mit Granulombildung unter den Erscheinungen serös-zelliger Exsudation (Borst [89]). Beim Diabetes mit einer perinatalen Sterblichkeit von 50% wird ebenfalls auf die Erythroblastose hingewiesen (Mestwerdt [88], Worm [90]). Als Ausdruck der Permeabilitätsstörung findet sich der Hydrops congenitus, in der Leber Erweiterung der Kapillaren mit Schwellung der Sternzellen, sowie ein dissoziierendes Oedem, Nekrosen der Leberzellen, vakuolige Degeneration und hydropische Kerne. Am Herzen wurde ein interfibrilläres Oedem sowie kernnahe Vakuolenbildung gesehen (Kloos [67]). Als Grund für die Entstehung der hyalinen Membran wird von v. Gavallér [91] und Weber [92] ebenfalls die intrauterine Hypoxaemie angesehen, die zu einer Permeabilitätssteigerung der fetalen Kapillarwand führt. v. Gavallér macht besonders die Unreife des Endothels für diesen Vorgang verantwortlich.

Am Ende dieser Ausführungen sei noch der Veränderungen an der Kapillarwand bei Avitaminose und hormonalen Dyregulationen gedacht. Bei Vitamin E-Mangel wurde von Zagami und Sindoni [93] sowie Mason [94] eine gesteigerte Permeabilität am Gefäßsystem des Keimlings mit abnormer Beschaffenheit der Gefäßwände, Stauungen und Blutungen beschrieben. Bekannt sind auch das Vorkommen eines interstitiellen Oedems sowie die Verdichtungen der kollagenen Fibrillen bei Mangel an Vitamin E. Nach Heim [95], Couvelaire [62] und Davis McGee [96] geht einer vorzeitigen Plazentalösung mit Sicherheit eine Endothelschädigung voraus. Als Beispiel für die erwähnte hormonale Dysregulation seien die Untersuchungen von Teel und Zondek [97] sowie Hauptstein [98] erwähnt. Sie konnten im Tierversuch durch Gonadotropine eine vorzeitige Lösung der Plazenta erreichen. Lax [99] wies später nach, daß bei kastrierten Ratten nur bei gleichzeitiger Gabe von Follikelhormon — er machte damit auf die Einhaltung einer bestimmten hormonalen Konstellation aufmerksam — eine vorzeitige Lösung erzielt werden konnte.

Im Zusammenhang mit der Permeabilitätsstörung an der terminalen Strombahn beansprucht die A. hyaloidea ein besonderes Interesse. Sie übernimmt mit der Tunica vasculosa lentis in der ersten Zeit der Entwicklung des Keimlings die Ernährung der Linse. Eine Schädigung der terminalen Gefäße durch Gifte kann somit auch eine Störung der Ernährung der Linse und später das Entstehen einer Katarakt zur Folge haben. In Australien gelang es 1941 Gregg [100], einen Zusammenhang zwischen der Rubeolenepidemie und der Linsentrübung sowie den angeborenen Herzleiden, der Taubheit und den Zahnschäden nachzuweisen. Die an Rubeolen erkrankten Mütter waren im 2.—3. Monat gravide. Töndury [46] hat 1954 zuerst auf die vakuolige Degeneration der Linsenfasern des Keimlings bei dieser Erkrankung der Mutter aufmerksam gemacht. Später hat er dann gleiche Erscheinungen bei anderen Viruserkrankungen nachgewiesen.

Wir konnten an Selachier- und Kaninchenkeimlingen zeigen, daß nach Einwirkung von Histamin und Allylformiat an der Linse und ihrem sie ernährenden Gefäß Veränderungen entstehen, die eine gleiche Pathogenese wie unsere oben beschriebenen Untersuchungen zur Voraussetzung haben. Wir fanden sie bei den Kaninchenkeimlingen schon nach einer halben Stunde, gut ausgebildet nach 2 Stunden. Bei den Selachierkeimlingen wurden sie nach 5 Stunden beobachtet. An der A. hyaloidea von Kaninchenembryonen konnte ein perivasculäres Exsudat sowie eine Vermehrung der Mesenchymzellen und Blutaustritte festgestellt werden. Besonders eindrucksvoll erscheint das perivasculäre Exsudat aus den Gefäßen der Tunica vasculosa lentis unter die Anlage der Linsenkapsel an der Hinterwand der Linse. Das Exsudat kann die Linsenfasern durchtränken und läßt sich auch durch eine positive Ninhydrin-Schiff'sche Reaktion nachweisen. In den Gefäßen werden Sedimentation des Blutes und die bei der Permeabilitätsstörung bereits beschriebenen Veränderungen an der Kapillarwand beobachtet. Nach unserer Auffassung besteht ein Zusammenhang zwischen der Einwirkung von Giften, die zur Stase und Permeabilitätsstörung in der A. hyaloidea führen, und dem Auftreten der vakuoligen Degeneration in den Linsenfasern. Die Schädigung erfolgt zu einem Zeitpunkt, in dem die sensitive Phase für die entsprechende teratogenetische Periode besteht. In dieser Phase wird durch eine Schädigung immer der gleiche Effekt erzielt. Beim Menschen tritt sie bei der Rötelnerkrankung für die Entstehung der Katarakte in der 5. Woche und der Taubheit erst in der 8.—9. Woche ein. Über zahlreiche Phaenokopien, die durch Sauerstoffmangel, der schädigend auf eine bestimmte teratogenetische Periode einwirkt, entstehen, berichtet Büchner [45]. In diesem Zusammenhang werden auch die Befunde bei Oxydationshemmung durch Glukosemangel angeführt. Wurde der Glukosegehalt des Blutes trächtiger Kaninchen (Büchner, Brinsmade und Rübsamen 1956, Brinsmade 1957 [101] durch Insulin ein oder mehrmals unter 40 mg% gesenkt, so traten bei den Embryonen Mißbildungen verschiedener Art, darunter auch Linsenveränderungen, wie sie Töndury [46] an menschlichen Embryonen bei der Rubeolenerkrankung beschrieben hat, auf.

Wir glauben, daß durch Permeabilitätsstörungen nach Stasen Embryopathien als Phaenokopien sonst erblicher Mißbildungen entstehen können. Bei der Besprechung dieser Fragen muß auch auf Erkrankungen der Frucht aufmerksam gemacht werden, die durch Gammetopathien und Blastopathien entstehen. Nach Hadorn [102] hängt jeder Entwicklungsvorgang direkt oder indirekt von der Aktivität der Erbsubstanz ab. Während der ersten Furchungsteilung können bereits Abnormitäten entstehen. Für die Gastrulation mit ihren höheren Energieansprüchen ist die Mitwirkung zahlreicher Chromosomloci erforderlich. Jedoch kann schon der Verlust eines Gen's die Entwicklung gefährden. Kein anderes Gen aus der Fülle der Gene kann seine Aufgabe stellvertretend übernehmen.

Bei unseren Untersuchungen hatten wir nach der Anwendung von Histamin und Allylformiat eine Verlangsamung des Blutstromes bis zum Eintritt der Stase und Permeabilitätsstörung an der terminalen Strombahn von Kaninchenembryonen beobachtet. Es lag daher nahe, am „Modell" des Haifischkeimlings zu untersuchen, wie es zum Kreislaufversagen und damit zum Absterben des Keimlings kommt. Wir haben bei der Lebendbeobachtung des ganzen Gefäßsystems im Dottersack und Keimling feststellen können, daß zuerst ein peripheres Kreislaufversagen in den Kapillarbereichen zwischen arteriellen und venösem Stromgebiet des Dottersackes und den Kapillaren der Kiemenarterien eintritt. Später läßt es sich auch im Keimling selbst, in der Leber und den peripheren Gebieten am Schwanz, den Flossenanlagen und am Kopf nachweisen. Die entsprechenden Veränderungen konnten durch die histologischen Befunde bestätigt werden. Die Beobachtungen am Herzschlauch zeigten, daß für den Rückstrom zum Herzen und die arterielle Versorgung nicht mehr genug Blut vorhanden war. Mit Zunahme der peripheren Kreislaufinsuffizienz entstehen immer mehr Stasen. Im Herzschlauch nimmt die Blutmenge sehr schnell ab bis zum vollkommenen Leerpumpen der Kammer, und der Keimling stirbt ab.

Die Haupttodesursache vor der Geburt und auch in den ersten Wochen des extrauterinen Lebens ist die Störung der Sauerstoffversorgung (POTTER [11]). Der Eintritt in das Leben ist durch endo- und exogene Schäden gefährdet, die eine Stase herbeiführen und die Permeabilität der terminalen Gefäße der Frucht verändern. Sie führen zur Störung der Lebensvorgänge an der Kapillarwand, im Zwischenraum und am Parenchym. Ebenso ist im Alter das Leben des Menschen durch das Verhalten seiner Gefäße bedroht. „Er hat das Alter der Gefäße" gilt als bekannteste Formulierung. Die Kapillaren erweitern sich auf einen bestimmten Reiz langsamer als beim jungen Menschen (KESSLER [103]). Das alternde Gewebe wird zunehmend wasserärmer, und die normale Proliferationsfähigkeit nimmt in den germinativen Geweben ab (BÜRGER [104]). Schon vor der Geburt, ebenso aber auch im Alter, ist das Schicksal des Menschen bestimmt durch das Verhalten der terminalen Gefäße.

Durch den Gang unserer Untersuchungen sind wir an ein biologisches Problem herangeführt worden, dessen Versuch einer Lösung nur in den Gedanken MAX PLANCK's [105] eine Rechtfertigung findet: „Es ist unschwer einzusehen, daß bei näherer Betrachtung einer jeden Wissenschaft, ob Natur- oder Geisteswissenschaft, ihre Aufgabe genau genommen gar nicht am Anfang sondern sozusagen in der Mitte angreift und daß sie sich von da aus erst mehr oder weniger mühsam zum Anfang hintasten muß, ohne die Aussicht, ihn jemals vollständig zu erreichen. Die Wissenschaft findet ja die Begriffe, mit denen sie arbeitet, nicht fertig vor, sondern sie muß sie sich erst künstlich schaffen und kann sie nur allmählich vervollkommnen. Sie schöpft aus dem Leben, und sie wirkt wieder zurück auf das Leben".

## VI. Zusammenfassung

An der terminalen Strombahn wurden Untersuchungen an Keimlingen und Plazenten von Kaninchen, Haifischkeimlingen sowie bei der Rh-Inkompatibilität (M.h.n.) und den Toxikosen an der Frucht und Plazenta vom Menschen durchgeführt.

Kaninchen wurde am 18.—20. Tag der Schwangerschaft analog den Versuchen EPPINGERS Histamin in einer Dosierung von 3 mg/kg und Allylformiat 50 mg/kg verabfolgt. Danach traten an den terminalen Gefäßen der Plazenta und im Keimling Stasen des Blutes und Permeabilitätsstörungen auf. Diese führen zur Verquellung der Kapillarwand, Verdickung, Läsion und Einlagerung von Plasmaeiweißstoffen. Parallel geht der Vorgang der perivasculären Exsudation, der eine reaktive Vermehrung mesenchymaler Elemente im Interstitium auslöst, die als „seröse Entzündung" bezeichnet wird.

An der Plazenta treten Veränderungen zuerst über dem Unterbau auf, die nach der fetalen Seite zu fortschreiten. Die Endothelzellen der Kapillaren zeigen Kerndegenerationserscheinungen; häufig gehen sie in Autolyse über, können aber auch wie die Reticulumzellen in Histiozyten umgewandelt werden. Die terminalen Gefäße werden dann im Interstitium oftmals nicht mehr aufgefunden. Infolge Exsudatbildung kommt es zur fibrionoiden Verquellung der Bindegewebsfasern, zum Oedem, sowie schon nach 6 Stunden zu einer Vermehrung mesenchymaler Elemente bei einem bradytrophen Stoffwechsel. Blutungen aus fetalen Gefäßen werden bei Histamineinwirkung nach 3 Stunden beobachtet. Am Trophoblast finden sich, wenn eine Stase mütterlichen Blutes eingetreten ist, trübe Schwellung, Nekrobiose und Nekrose, beim Allylformiat nicht selten parenchymatöse Degeneration. Breitet sich die Stase weiter aus, so kann sie Veranlassung zur Nekrobiose von Glykogenzellscheiden der mütterlichen Gefäße im Unterbau und zur retroplazentaren Blutung geben.

Am Kapillarsystem der 25—29 mm langen Keimlinge werden nach Permeabilitätsstörungen Stase in den Sinusoiden der Leber, Exsudat im Disse'schen Raum, sehr häufig Autolyse der Endothelzellen und Kerndegenerationserscheinungen gesehen. An der Leberzelle selbst treten trübe Schwellung, Nekrobiose, Dissoziation und Autolyse in Erscheinung. Ähnliche Vorgänge am Herzen mit interstitiellem Oedem zwischen verquollenen, zum Teil zerfallenden Myoblasten mit Kernveränderungen. Unter der Rücken- und Nackenhaut der Keimlinge besonders ausgeprägtes Oedem mit Verquellung der Bindegewebsfasern, im Interstitium Eiweiß und rote Blutkörperchen. Gleiche Erscheinungen sind im Gefäßgebiet des Plexus chorioideus zu beobachten. Im Hirn fanden sich Blutungen in die Ventrikel, Ganglienhügel und das Pallium; im Rückenmark streifenförmige kleine Blutungen in querer Richtung. Weiter fallen Blutungen in die Lunge und Urniere, die am 18. Tag ihre Funktion und Vascularisation noch nicht verloren hat, auf.

An Keimlingen des Katzenhaies wurde eine vakuolige Degeneration der Linsenfasern mit einer Permeabilitätsstörung am zugehörigen terminalen Gefäß, der Arteria hyaloidea, nach Allylformiat, Histamin- und Nikotineinwirkung gefunden. Später konnten gleiche Erscheinungen auch an Augen von Kaninchenkeimlingen nach 30 Minuten Histamineinwirkung mit perivasculärem Exsudat der Tunica vasculosa lentis und Hyaloidea festgestellt werden. Gleiche Befunde ergaben sich bei zwei weiteren Keimlingen nach 6 Stunden, wie auch nach Allylformiateinwirkung an drei Keimlingen. Diese Veränderungen fanden vorher TÖNDURY in der Linse des menschlichen Keimlings nach Viruserkrankung der Mutter und BÜCHNER nach Oxydationshemmung durch Glukosemangel. Unsere Untersuchungen zeigen, daß Embryopathien nach Permeabilitätsstörungen als Phaenokopien sonst erblicher Mißbildungen möglich sind.

Am Kreislauf des Haifischkeimlings wurden nach Nikotin, Histamin und Allylformiat am Keimling selbst und im Dottersack Stasen, später Stauungen in der Dottersackvene und den Sinusoiden der Leber mit deutlicher Vergrößerung dieses Organs beobachtet. Nach Eintritt peripheren Kreislaufversagens vermehrt sich mit zunehmender Herzinsuffizienz die Stauung im venösen Anteil, und der Keimling stirbt ab.

Die histologische Untersuchung der Keimlinge ergab Veränderungen nach Permeabilitätsstörungen, wie sie an der terminalen Strombahn von Kaninchenkeimlingen beobachtet wurden. Die toxische Dosis liegt jedoch höher. Es wurden Dosierungen von Histamin bis 20 mg, Allylformiat bis 20 mg und Nikotin bis 40 mg pro 100 ccm Meerwasser angewandt.

An Haifischkeimlingen wandeln sich in geschädigten Kapillargebieten mit irreversibler Stase noch im embryonalen Zustand — nach längeren Aufenthalt in reinem Meerwasser — Endothel und Retothel in Histiozyten um. Sie phagozytieren Eiweiß und rote Blutkörperchen; zwischen ihnen kann es zur Ausbildung von Bindegewebsfasern kommen. Ähnliche Erscheinungen finden sich am Reticuloendothel von Kaninchenembryonen. Das reticuloendotheliale Gewebe des Keimlings entfaltet schon in der Embryonalzeit seine Funktion. Mit dem Mesenchym leitet es einen eine Heilung erstrebenden Vorgang ein.

An je drei ausgewählten Fällen von Morbus haemolyticus neonatorum und Toxikosen wurde in Analogie zur experimentellen Permeabilitätsstörung in der Plazenta eine Aktivierung des Reticuloendothels mit Umwandlung der Retothel- und Endothelzellen in Histiozyten beobachtet. In den Zotten werden weniger Gefäße gefunden. Zwischen den Histiozyten liegen Bindegewebsfasern mit Eiweißeinlagerung und hyaliner Verquellung (positive Ninhydrin-Schiff'sche Reaktion). Die Zunahme mesenchymaler Elemente in den Zotten vermindert sich von der Chorionplatte bis zur Basalplatte hin, was mit dem Verlauf der fetalen Gefäße in dieser Richtung und der reaktiven Stase im intervillösen Raum, die sich zuerst unter der Chorionplatte bemerkbar macht, erklärt werden kann. Bei den Toxikosen ist ein Zusammenhang zwischen den Vorgängen im kindlichen Kreislauf (HT) und denen in den terminalen Gefäßen der Plazenta mit Stasen, Kernveränderungen der Endothelzellen und perivasculärem Exsudat zu erkennen. Liegt eine längere Kreislaufschädigung des Kindes vor, werden Infarkte beobachtet. In deren Umgebung sind alle Stadien der Umwandlung perivasculären Exsudates in Bindegewebe bis zur vollkommenen hyalinen Verquellung zu finden. Bei der M.h.n.-Plazenta fiel das Oedem der Zotte, besonders über der Basalplatte, auf, sowie erhebliche Verquellung der Kapillarwand mit Eiweißeinlagerung und eine starke Proliferation des reticuloendothelialen Systems. An den Organen des Kindes fanden sich in der Leber erweiterte, mit Blut angefüllte Sinusoide, Eiweiß in den Disse'schen Räumen, häufig eine Autolyse der Endothelzellen sowie eine intraparenchymatöse Sklerosierung, und trübe Schwellung der Zellen. Am Herzen wird eine hyaline Verquellung der Bindegewebsfasern um die Gefäße und Eiweißeinlagerung in die Herzmuskelfasern im Sinne parenchymatöser Degeneration beobachtet. Auch an der Lunge erkennt man hyaline Verquellung der Bindegewebsfasern um größere Gefäße; die Alveolen sind erweitert und mit eiweißhaltigem Exsudat und Alveolarepithel sowie auch Blut angefüllt.

Analogen pathologischen Befunden gehen Veränderungen an der terminalen Strombahn und im Interstitium beim M.h.n., der Toxikose und im Experiment voraus. Sie wurden als peripheres Kreislaufversagen, Stase, Permeabilitätsstörung und Vermehrung mesenchymaler Elemente im Interstitium beschrieben. Der Sauerstoffmangel führt zur parenchymatösen Degeneration, Herzinsuffizienz und zum Tode der Frucht.

## VII. Ursachen des Fruchttodes

(Zusammenstellung unter Benutzung der Angaben von Nürnberger)

Anomalien

- Störungen des Eibettes
- Störungen der Menge des Fruchtwassers
- Störungen des Verhaltens der Eihäute
- Störungen des Verhaltens der Nabelschnur
- Störungen des Verhaltens des Chorion (z. B. Trophoblastschwäche, Blasenmole)
- Störungen des Verhaltens der Placenta (z. B. vorzeitige Lösung, Infarkt etc.)
- Störungen des Verhaltens des Uterus (z. B. Ante-, Retroflexio, Totalprolaps, Achsendrehung, Myom, Cervixriß)

Störungen der innersekretorischen Funktion (Dyshormonose)

- Diabetes
- Hypo- u. Hyperfunktion der Schilddrüse
- Choriongonadotropin (Lax)

Hypervitaminosen (A) (Giroud u. Martinet)
Hypovitaminosen (A, B, C, E)
Eisenmangelanämie (Fetzer)
Jodarme Nahrung (Burger)

Vergiftungen mit:
- anorganischen Giften
  - Ammoniak
  - Bleiverbindungen
  - Phosphor- u. Quecksilberpräparate
- organischen Giften
  - Aetherische Öle (Apiol)
  - Alkohol
  - Benzol
  - Chinin
  - Kohlenoxyd
  - Nikotin
  - Schwefelkohlenstoff
  - Seifenlösung
  - Sulfanilamide

Physikalische und äußere Reizwirkungen
- Wärme
- Kälte
- Elektrischer Strom
- Röntgen- und Radiumstrahlen
- seltener mechanische Traumen
- Psychische Insulte
- Stress

Erkrankungen der Mutter
- Infektionskrankheiten (Toxine)
- Kreislaufdekompensation
- Anämien, hämorrhagische Diathese, Rh-Incompatibilität, acute lymphatische Leukämie
- chronische Bronchitis, Emphysem
- kruppöse Pneumonie
- Glomerulonephritis (vorzeitige Lösung der Placenta)
- Schwangerschaftsniere (vorzeitige Lösung der Placenta)
- Hydrops gravidarum
- idiopathischer rezidivierender Schwangerschaftsikterus
- Ikterus
- Hepatose
- Lebercirrhose
- akute gelbe Leberatropie (L. Seitz)
- Eklampsie, Gestosen (vorzeitige Lösung der Placenta)
- Heuschnupfen (Adelsberger u. Munter)
- Herdinfekte an Zahn u. Tonsille (Paul u. Galloway)
- Appendicitis

# VIII. Literatur

[1] Hippokrates: Gynaikeion lib. **I**, 25, Ed. Littré **VIII**, 68
[2] Lewin, L.: Die Fruchtabtreibung durch Gifte und andere Mittel, G. Stilke, Berlin 1925
[3] Nürnberger, L.: in Seitz-Amreich **VIII**, 241 (1951)
[4] Opitz, G.: Über die Ursachen der Frühgeburt, Volk u. Gesundheit, Berlin 1956
[5] Doerr, W.: Ärztl. Wschr. **12**, 721 (1957), Dtsch. med. Wschr. **82**, 690 (1957)
[6] Goerttler, Kl.: Virchows Arch. **330**, 35 (1957)
[7] Fischer, H.: Verh. dtsch. Ges. Path. **40**, 175 (1956), Z. Geburtsh. **149**, 30 (1957)
[8] Mossmann, H.: Amer. J. Anat. **37**, 478 (1926)
[9] Letterer, E.: Virchows Arch. **293**, 34 (1934)
[10] Kjessler, Ä.: Acta obstetr. scandinav. **34**, 1 (1955)
[11] Potter, E. L.: Pathology of the fetus and the newborn, 54, The year book publishers, Chicago 1954
[12] Fühner, H.: Medizinische Toxikologie, 203, G. Thieme, Leipzig 1947
[13] Priestley, W. O.: The Pathology of intrauterine Death, London 1887
[14] Swetlow, P. G., G. F. Korsakowa: Die reflektorischen Reaktionen in den Wechselbeziehungen zwischen dem Organismus der Mutter und dem Embryo, Akademie Verlag, Berlin 1957
[15] Martius, H.: Lehrb. d. Geburtsh. 685, Thieme, Stuttgart 1948
[16] Adelsberger, L., H. Munter: Med. Klinik 860 (1932)
[17] Roessle, R.: Verh. dtsch. Ges. Path. **19**, 18 (1923); **23**, 89 (1928); **27**, 152 (1934); Virchows Arch. **291**, 427 (1933); **311**, 252 (1944).
[18] Nordmann, M.: in Bartelheimer, H. u. Küchmeister, H., Kapillaren und Interstitium, 41, G. Thieme, Stuttgart 1955
[19] Habelmann, G.: Toxine in Experiment und Klinik, G. Thieme, Leipzig 1948
[20] Ricker, G.: Pathologie als Naturwissenschaft, 1924
[21] Eppinger, H.: Permeabilitätspathologie, Springer, 1949
[22] Schwarz, W.: in Bartelheimer, H. u. Küchmeister, H., Kapillaren und Interstitium, 5, G. Thieme, Stuttgart 1955
[23] Meyer-Arendt, I.: Virchows Arch. **323**, 351 (1953)
[24] Menkin, V.: J. of Exper. Med. **64**, 485 (1936), Dynamics of Inflammation, Mac Millan a. Co., New York 1940
[25] Rott, J.: in Emmrich, R., Chronische Krankheiten des Bindegewebes, 4., G. Thieme, Leipzig 1959
[26] Terbrüggen, A.: Z. ges. inn. Med. 710 (1947)
[27] Eger, W.: Ärztl. Forsch. **4**, 349 (1950)
[28] Fleckenstein, A.: Arch. exper. Path. **203**, 151 (1944)
[29] Bender, L., A. Locker, E. Rissel: Z. exper. Med. **117**, 519 (1951)
[30] Terbrüggen, A., H. Deneke: Ziegl. Beitr. **109**, 491 (1947)
[31] Krogh, A.: Anat. and Physiology of Capillaries, Yale Univ. Press, 1930
[32] de Langen, C. D., F. A. Nelemans: Geneesk. Blanden **4**, 75 (1954—56)
[33] ten Berge, B. S.: Intern. Journ. of Fertility I, 31 (1955)
[34] Stöhr, Ph., W. v. Moellendorff, K. Goerttler: Lehrbuch der Histologie und der mikroskopischen Anatomie des Menschen, G. Fischer, Jena 1959
[35] Kiss, F., G. Tarjan: Hirnkreislauf und Schwangerschaftstoxikose, A. Barth, Leipzig 1959
[36] Ruznyák, I., M. Földi, G. Szabó: Physiologie und Pathologie des Lymphkreislaufes, G. Fischer, Jena 1957
[37] Starck, D.: Embryologie, 541, G. Thieme, Stuttgart 1955
[38] Sabin, F. L., Lewis: Sabin, On the origin of the lymphatic system from the veins and the development of the lymph hearts and thoracic duct in the pig. Amer. J. Anat. **1**, 1902, Lewis, zit. n. W. Brandt, Lehrbuch der Embryologie, S. Karger, Basel 1949
[39] Kampmeier, O. F.: J. Anat. 13, 1912, Morph. Jb. **67**, 1931
[40] Bolck, F., J. Arndt: Virchows Arch. **324**, 629 (1954)
[41] Arndt, J.: Z. ges. inn. Med. **11**, 597 (1956)
[42] Lipp, W.: Histochemische Methoden VI, 5, Oldenburg, München 1955
[43] Romeis, B.: Mikroskopische Technik, 348, 1498, Leibnitz Verlag, München 1948
[44] Kettler, L. H.: Erg. d. allgem. Path. u. Path. Anat. **37**, 86 (1954)

[45] Büchner, F.: Allgemeine Pathologie, 155, Urban u. Schwareznberg, München 1959
[46] Töndury, G.: Erg. d. med. Grundlagenforschung, I, 667, G. Thieme, Stuttgart 1956
[47] Schallock: Verh. dtsch. Ges. Path. **37**, 86 (1953)
[48] Jancsó, N.: Ber. Physiol. **126**, 475 (1941), Speicherung, Akadémiai Kiado, Budapest 1955
[49] Törö, J.: Z. mikr. anat. Forschg. **52**, 552 (1942)
[50] Zollinger, H.: Verh. dtsch. Ges. Path. **40**, 22 (1956)
[51] Patzer, H., O. Stech: Münch. med. Wschr. **97**, 633 (1955)
[52] Essick, Ch. K.: Carnegie Contr. to Embryol. **2**, 6 (1915)
[53] Lewis, H. W.: Bull. Hopkins Hosp. **35** (1924)
[54] Thomsen, K.: Arch. Gynäk. **185**, 221, 476, 807 (1954/55), Die Therapiewoche **7**, 477 (1957)
[55] Geller, H. F.: Zbl. Gynäk. **80**, 478 (1958)
[56] Bautzmann, H., R. Schröder: Arch. Gynäk. **187**, 65 (1955)
[57] Heinlein, H.: Virchows Arch. **296**, 448 (1937), Erg. Hyg. **20**, 274 (1937)
[58] Hörmann, G.: Sammlung von Abhandlungen aus dem Gebiet der Frauenheilkunde und Geburtshilfe, C. Marhold, Halle 1949, Arch. Gyn. **184**, 481 (1953/54); **189**, 168 (1957)
[59] Hueck, W.: Morphologische Pathologie, 232, G. Thieme, Leipzig 1953
[60] Ahlmark: zit. n. Poulsson, G. Liljestrand in Lehrbuch d. Pharm., 592, S. Hirzel, Leipzig 1949
[61] Uher, J., O. Sikl: Zbl. Gynäk. **81**, 1274 (1959)
[62] Couvelaire, A.: Gynécol. et Obstétrique **36**, 146 (1937)
[63] Homma, H.: Klin. Wschr. **18**, 1331 (1938)
[64] Bayer, R.: Z. Geburtsh. **138**, 217 (1953)
[65] Thomson, O.: Ziegl. Beitr. **35** (1905)
[66] Rosinski, B.: Z. Geburtsh. **31**, 100 (1895)
[67] Kloos, K.: Virchows Arch. **321**, 177 (1952)
[68] Bickenbach, W., F. Rivel: Bickenbach, Verh. dtsch. Ges. Gyn. **27**, Arch. Gyn. **178**, 332 (1950), Rivel, Arch. Gyn. **177**, 559 (1951)
[69] Horalék, Fr.: Verh. dtsch. Ges. Gyn. **31**, Arch. Gyn. **189**, 166 (1957)
[70] Seitz, L.: in Stoeckel, W., Lehrbuch Geburtsh. 525, 1941
[71] Bartholomew, R. A. et al.: Amer. J. Obstetr. **62**, 242 (1951)
[72] Spanner, R.: Zbl. Gynäk. **64**, 2002 (1946)
[73] Stieve, H.: Biologie und Pathologie des Weibes, **VII**, 109, Berlin 1942
[74] Nold, B.: Z. Geburtsh. **151**, 329 (1958)
[75] Hinselmann, H.: Biologie und Pathologie des Weibes, Erg. Bd. II, 107, Urban u. Schwarzenberg 1958
[76] Haydorn: zit. n. Büchner, F. in Allgemeine Pathologie, 155, Urban u. Schwarzenberg, München 1959
[77] Horstmann, W.: Beitr. path. Anat. **115**, 529 (1955)
[78] v. Franqué, O.: Z. Geburtsh. **28**, 293 (1894)
[79] Dolff, C.: Arch. Gyn. **175**, 319 (1944)
[80] Huth, E.: Z. Kinderhk. **65**, 431 (1948)
[81] Manwaring, Dale, Lewis: zit. n. Berger in Hansen, Allergie, G. Thieme, Leipzig 1940
[82] Hofbauer, J., E. M. K. Geiling: Zbl. Gynäk. **4**, 3464 (1926)
[83] Essbach, H.: Verh. dtsch. Ges. Path. **40**, 77 (1956)
[84] Cohrs, P.: Verh. dtsch. Ges. Path. **40**, 11 (1956)
[85] Seifert, G.: Verh. dtsch. Ges. Path. **40**, 123 (1956)
[86] Wyatt, J. P. u. Mitarb.: Amer. J. clin. Path. **23**, 353 (1953)
[87] Reiss, H. J.: Verh. dtsch. Ges. Path. **40**, 54 (1956)
[88] Mestwerdt, G.: Verh. dtsch. Ges. Gyn. **31**, Arch. Gyn. **189**, 44 (1957)
[89] Borst, M.: Path. Histologie 154, J. F. Bergmann, München 1950
[90] Worm, M.: Z. Geburtsh. **145**, 316 (1956), Ärztl. Forsch. **10**, I, 311 (1956)
[91] v. Gavallér, B.: Verh. dtsch. Ges. Path. **40**, 191 (1956)
[92] Weber, H. W.: Verh. dtsch. Ges. Gyn. **31**, Arch. Gyn. **189**, 57 (1957)
[93] Zagami, V., M. Sindoni: Rec. di Pathol. esperim. 12 (1934), zit. n. Jürgens, R. in Lang, K. u. Schoen, R., Die Ernährung, 471 Springer, 1952
[94] Mason, K. E.: Yale J. Biol. a. Med. **14**, 605 (1942), zit. n. Jürgens, R. in Lang, K. u. Schoen, R., Die Ernährung 471, Springer 1952
[95] Heim, K.: in Seitz-Amreich **9**, 398 (1953)
[96] Davis Mac Gee, D.: Surg. clin. **53**, 788 (1931)
[97] Teel, Zondek, B.: in Zondek, B., Hormone, Wien 1935
[98] Hauptstein: Z. Geburtsh. **125**, 183 (1943)
[99] Lax, H.: Z. Geburtsh. **145**, 149 (1956)

[100] GREGG, N. Mc. A.: Trans. ophth. Soc. Australia **3**, 35 (1941)
[101] BÜCHNER, F., BRINSMADE, RÜBSAMEN: zit. n. Büchner, F. (1956 u. 1957) in Wikliwo **97**, 71, 145 (1959), Über die Entstehung menschl. Mißbild. u. Mißbildungskrankheiten
[102] HADORN, E.: Letalfaktoren in ihrer Bedeutung für Genphysiologie der Entwicklung, G. Thieme, Stuttgart 1955
[103] KESSLER, M.: Klin. Wschr. **II**, 1413 (1933)
[104] BÜRGER, M.: Einführung in die pathologische Physiologie, 478, G. Thieme, Leipzig 1949
[105] PLANCK, M.: Wege zur physikalischen Erkenntnis, 257, S. Hirzel, Leipzig 1944
[106] GIROUD, A., M. MARTINET: Sem. Hop. Sem. Ther. 111 (1957), Bull. Soc. Chim. Biol. **39**, 19, 331 (1957)
[107] FETZER: Z. Geburtsh. **74**, 542 (1913)
[108] BURGER, K.: Ref. Berl. Gyn. Ges. **38**, 626 (1938)
[109] PAUL, T. D., CH. S. GALLOWAY: Amer. J. Obstetr. **39**, 694 (1940)

# IX. Protokolle (Kaninchen)

## A. Allylformiat

**Nr. 118**

50 mg/kg i.v. am 19. Tag der Gravidität. Versuchsdauer 4 Stunden.
4 Keimlinge und Plazenten.

**Nr. 128**

50 mg/kg i.v. am 18. Tag der Gravidität. Versuchsdauer 4 Stunden.
8 Keimlinge und Plazenten.

**Nr. 127**

50 mg/kg i.v. am 19. Tag der Gravidität. Versuchsdauer 6 Stunden.
5 Keimlinge und Plazenten.

**Nr. 133**

50 mg/kg i.v. am 19. Tag der Gravidität. Versuchsdauer 6 Stunden.
5 Keimlinge und Plazenten.

**Nr. 147**

50 mg/kg i.v. am 18. Tag der Gravidität. Versuchsdauer 6 Stunden.
5 Keimlinge und Plazenten

**Nr. 121**

50 mg/kg i.v. am 18. Tag der Gravidität. Versuchsdauer 6 Stunden 30 min.
5 Keimlinge und Plazenten.

**Nr. 155**

50 mg/kg i.v. am 19. Tag der Gavidität. Versuchsdauer 6 Stunden 30 min.
5 Keimlinge und Plazenten.

**Nr. 107**

50 mg/kg i.v. am 16. Tag der Gravidität. Versuchsdauer 24 Stunden.
6 Keimlinge und Plazenten.

**Nr. 132**

50 mg/kg i.v. am 18. Tag der Gravidität. Versuchsdauer 48 Stunden.
4 Keimlinge und Plazenten.

**Propylenglykol**

**Nr. 18**

50 mg/kg Allylformiat gelöst in 2 cm Propylenglykol i.v. am 19. Tag der Gravidität. Versuchsdauer 2 Stunden. 12 Keimlinge und Plazenten.

**Nr. 27**

50 mg/kg Allylformiat gelöst in 2 ccm Propylenglykol i.v. am 19. Tag der Gravidität. Versuchsdauer 4 Stunden. 10 Keimlinge und Plazenten.

**B. Histamin**

**Nr. 130**

3 mg/kg i.m. am 18. Tag der Gravidität. Versuchsdauer 30 Minuten.
5 Keimlinge und Plazenten untersucht.

**Nr. 67**

6 mg/kg i.m. am 18. Tag der Gravidität. Versuchsdauer 35 Minuten.
7 Keimlinge und Plazenten wurden untersucht.

**Nr. 144**

6 mg/kg i.m. am 18. Tag der Gravidität. Versuchsdauer 45 Minuten.
3 Keimlinge und Plazenten.

**Nr. 113**

3 mg/kg i.m. am 18. Tag der Gravidität. Versuchsdauer 3 Stunden.
3 Keimlinge und Plazenten.

**Nr. 52**

3 mg/kg i.m. am 19. Tag der Gravidität. Versuchsdauer 6 Stunden.
5 Keimlinge und Plazenten.

**Nr. 376**

3 mg/kg i.m. am 18. Tag der Gravidität. Versuchsdauer 6 Stunden.
9 Keimlinge und Plazenten.

**Nr. 336**

3 mg/kg i.m. am 18. Tag der Gravidität. Versuchsdauer 11 Stunden.
5 Keimlinge und Plazenten.

**Nr. 51**

3 mg/kg i.m. am 19. Tag der Gravidität. Versuchsdauer 20 Stunden.
4 Keimlinge und Plazenten.

**Nr. 109**

6 mg/kg i.m. am 19. Tag der Gravidität. Versuchsdauer 24 Stunden.
7 Keimlinge und Plazenten.

**Nr. 145**

3 mg/kg i.m. am 18. Tag der Gravidität. Die Eihöhlen waren an diesem Tage in entsprechender Größe deutlich tastbar. Bei Untersuchung des Tieres an den folgenden Tagen wurde festgestellt, daß die Eihöhlen kleiner und härter waren. Nach Ablauf von 14 Tagen waren sie vollkommen rückgebildet.

## **Protokolle** (Fall 1–6)

Fall I (35) (710/92, Jg. 1958)

**Brüssow, 25 J.**

Einlieferungstag: 17. III. 1958

Klinische Diagnose: rh, $A_1$, Rh-Inkompatibilität Nebenblutgruppen: CC, DD, EE

3 Fehlgeburten, die letzte 1955 im 8. Monat; 1953 eine Geburt, 3000 g spontan, nach zwei Tagen an Ikterus gestorben.

Letzte Menses: 7. IX. 1957

Tag der Entbindung: 3. IV. 1958 RR 120/75, starke Oedeme. Während der Zeit bis zur Entbindung beträgt der Blutdruck nur an einem Tag 150/75, sonst immer um 140/70.

Urin: Esbach ¼–½‰

Am 3. IV., $8^{30h}$ ist der Muttermund kleinhandtellergroß, der Fuß liegt vor.

Um $12^{40h}$ werden die Herztöne plötzlich langsam. Sofort wird eine ganze Extraktion des Kindes am vorderen Fuß vorgenommen und anschließend oedematöse Massen Plazentagewebe aus dem Uterus entfernt. Die Plazenta wurde nicht gewogen, es waren jedoch 2 große Sektionsteller vollkommen mit Plazentagewebe angefüllt. Das Kind (41 cm lang und 1800 g schwer), wie auch die Nabelschnur, waren stark hydrophisch; es starb während der Extraktion ab.

Fall 2 (123) (HN. 980/114, Jg. 1960)

**Kaul, 31 J.**

Einlieferungstag: 7. IV. 1960

Klinische Diagnose: RRh-Inkompatibilität, B/rh Ehemann: $A_1$,/RRh

7 Kinder: 2 Lebend-, 1 Totgeburt; 2 Kinder lebend; 2 Steißlagen tot geboren. Gewicht der Kinder: eines 2500 g, alle anderen über 3000 g.

Letzte Menses: 30. VI. 1959

Tag der Entbindung: 14. IV. 1960 RR 125/80

Kind: 48 cm lang, Gewicht 3000.

Urin: Esbach nur leichte Trübung

Seit 13. IV., $14^{h}$ mäßige Wehen. Nach Blasensprengung Einleitung der Geburt durch Chinin und Orastin.
14. IV. regelmäßige Wehen, $6^{50h}$ Herztöne gut, $7^{15h}$ ebenfalls; ab $8^{h}$ keine Herztöne mehr; $10^{h}$ Spontangeburt.

Fall 3 (146) (HN. 2059/22, Jg. 1960)

**Krege, 26 J.**

Einlieferungstag: 9. VIII. 1960

Klinische Diagnose: RRh-Inkompatibilität Infans mortuus ante partum, vorzeitige Lösung der Plazenta. Utero-plazentare Apoplexie; Fußlage.

6 Kinder: drei leben, das Dritte durch Sectio entbunden; vier Kinder bei drei Geburten gestorben. Eine Geburt mit Gemini.

Letzte Menses: nicht bekannt

Tag der Entbindung: 10. VIII. 1960, $2^{30\,h}$, RR 120/80

Urin: Esbach Eiweißtrübung

Einweisung der Patientin mit Diagnose Plazenta praevia und Beckenendlage aus Angermünde. Bei dreimarkstückgroßem Muttermund Blase gesprengt. Steiß stellt sich ein, Blutung. Fuß wird heruntergeholt, angeschlungen und belastet. Ganze Extraktion. Starke Blutung aus dem Uterus. Bei Eingehen in den Uterus ist die Plazenta partiell vorzeitig gelöst. Sie wird manuell vollständig gelöst. Trotz Oxystin i.v. weitere Blutung. Tamponade des Uterus. Weitere Blutung. Aortenkompression. Blutung steht. Bei Lösung des Kompressoriums weitere Blutung. Vaginale Totalexstirpation des Uterus wegen utero-plazentarer Apoplexie.

Fall 4 (120) (HN. 887/104, Jg. 1960)

**Pabst, 21 J.**

Einlieferungstag: 1. IV. 1960 RR 160/120, mäßige Oedeme

Klinische Diagnose: Praeeklampsie, schlechte Herztöne, Schädellage.

Letzte Menses: 15. V. 1959

Tag der Entbindung: 4. IV. 1960, $23^{45\,h}$ (Sectio)

Kind: 50 cm lang, Gewicht 3080 g.

Urin: Esbach 12‰

Am 2. IV. 60 Blutdruck von 160/90.
Am 4. IV. 60 RR über 190, zeitweilig 200/130, untere Körperhälfte anasarka. Gegen $20^{30\,h}$ Ansteigen der Herztöne bis 160, $22^{h}$ auf 180. Therapie: Euphyllin und Propaphenin. Sectio $23^{45\,h}$.

Fall 5 (148) (HN. 2270/43, Jg. 1960)

**Eule, 27 J.**

Einlieferungstag: 22. VIII. 1960 RR 220/140

Klinische Diagnose: Praeeklampsie, schlechte Herztöne, Schädellage.

Letzte Menses: 9. XII. 1959

Tag der Entbindung: 2. IX. 1960 (Sectio)

Kind: 46 cm lang, Gewicht 2350 g.

Urin: Esbach 3‰

Am 22. VIII. Gabe von 50 mg Propaphenin, an den folgenden Tagen 25 mg. Blutdruckwerte um 175/115. Am 27. VIII. nochmaliger Anstieg auf RR 190/145, am 29. VIII. auf 215/125, am Abend auf 240/140, Gabe von 100 mg Propaphenin. Vom 30. VIII. – 2. IX. Gaben von Propaphenin 50 mg; Blutdruck sinkt am 31. VIII. nach Obsttag auf 160/110. Am 1. IX. steigt er wieder auf 190/130 bei einem Esbach von 2½‰. Am 2. IX. Herztöne gut, sek. Wehenschwäche, Portio im Verstreichen.
Ab $22^{h}$ werden Herztöne unregelmäßig zwischen 60 und 160. Trotz Sauerstoffbeatmung der Mutter $22^{30\,h}$ Herztöne schwankend zwischen 60 und 160. Sectio um $23^{20\,h}$.

Fall 6 (102) (HN. 3197/12, Jg. 1960)

**Wachlin, 25 J.**

Einlieferungstag: 27. XII. 1959

Klinische Diagnose: Praeeklampsie, Infans mortuus intra partum, Schädellage.

Letzte Menses: 23. II. 1959

Tag der Entbindung: 29. XII. 1959, $9^{55h}$

Kind: 50 cm lang, Gewicht 2250 g

Urin: Esbach 4‰

| | | |
|---|---|---|
| 27. XII. | RR nach 50 mg Propaphenin: | 165/120 |
| | RR nach 25 mg Propaphenin: | 175/120 |
| 28. XII. | RR: | 170/120 |
| | | 195/125 |
| | nach 50 mg Propaphenin: | 175/120 |
| | höchster Wert: | 205/140 |
| | nach 50 mg | 185/120 |

Herztöne gut $20^h$

29. XII. $4^{30h}$ Herztöne plötzlich nicht mehr hörbar. Frequenz vorher 160/Minute. Entbindung um $9^h$ durch Perforation des Kopfes und Kraniotomie. Manuelle Lösung der Plazenta.

---

Bei der Herstellung der Arbeit haben mich Frau HÖHNE, leitende Assistentin des histologischen Labors der Universitäts-Frauenklinik, sowie Fräulein FRIEBEL, leitende Assistentin im anatomischen und anatomisch-biologischen Institut der Humboldt-Universität, unterstützt. Beiden Assistentinnen danke ich für ihre aufopfernde Mithilfe sehr.

Um die Anfertigung der Bildreihe und des Films haben sich Frau FISCHER, Fachgebietsleiterin im Deutschen Institut für Film, Bild und Ton in Lehre und Forschung (DIFBT) und Herr NEUBERT, Fachgebietsleiter im DIFBT sehr bemüht. Herr Neubert hat dabei in hervorragender Weise sämtliche Aufnahmen hergestellt und sich in die schwierige Problematik sehr schnell eingearbeitet. Auch ihnen danke ich sehr für die vorzügliche Darstellung der Thematik in Bild und Film.

H. FISCHER

Der Film „Untersuchungen über die Pathogenese des Fruchttodes am Haifischkeimling (*Scylliorhinus stellaris*) nach der Einwirkung von Giften auf die terminale Strombahn" ist unter der Nr. P-HF 424 bei allen Film- und Bildstellen der Universitäten der DDR erhältlich.

Die Bildreihe „Permeabilitätspathologie der terminalen Strombahn der Frucht und ihre Bedeutung für die Entstehung des Fruchttodes und von Mißbildungen (128 Diapositive — Color) kann ausgeliehen werden beim Deutschen Institut für Film, Bild und Ton in Lehre und Forschung (DIFBT), Berlin W 8, Krausenstraße 8.

# TAFELN

TAFEL 1

Abb. 1: Gefäßverlauf in der haemochorialen Labyrinthplazenta des Kaninchen nach Mossmann. M zuführendes mütterliches Gefäß verzweigt sich von der fetalen Seite aus in kleine Trophoblaströhrchen. F zuführendes fetales Gefäß verzweigt sich über dem Unterbauch von der maternen Seite aus. M und F 1—3 sind voneinander nur durch Trophoblast und Endothel getrennt.

——— Trophoblaströhrchensystem

=== Gefäßsystem mit Endothel

Abb. 2: Plazenta vom 18. Tag der Gravidität, vom 2. Tag 10 mg, vom 15. Tag 15 mg Nikotin täglich s. c. Links Nekrose der Trophoblasten über dem Unterbau der Plazenta. Fetale Kapillaren mit Wandveränderung und perivasculäres Oedem. Über der Nekrose Stase in den Kapillaren und trübe Schwellung am Trophoblasten. Paraff., 10 $\mu$, Azan

Abb. 3: 1—4 Schema der Vorgänge an der haemochorialen Kaninchenplazenta, die als Folge der Permeabilitätsstörung auftreten. 1. Die fetale Kapillarwand wird durch Gifte geschädigt, es kommt zur Stase (F) und zum Übertritt von Plasmaeiweißstoffen ins Interstitium und den Trophoblast. 2. Die Kapillarwand (F) verquillt; es findet sich ein perivasculäres Oedem, eine trübe Schwellung des Trophoblasten und Stase mütterlichen Blutes. 3. Die fetale Kapillarwand (F) und der Trophoblast werden nekrotisch, das mütterliche Blut zeigt eine Stase. 4. Die Kapillaren (F) sind zugrundegegangen, die Mesenchymzellen vermehrt, der Trophoblast ist vollkommen nekrotisch. Durch Stase mütterlichen Blutes (M) auseinandergedrängte Trophoblaströhren. In diesem Stadium kann man eine Exsudation in die perivasculären Räume von der Mutter her annehmen. In 1—3 sind die Vorgänge am Mesenchym nicht dargestellt.

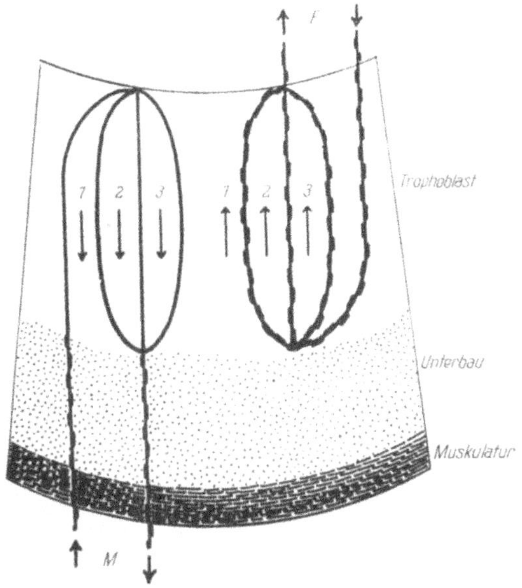


Abb. 1

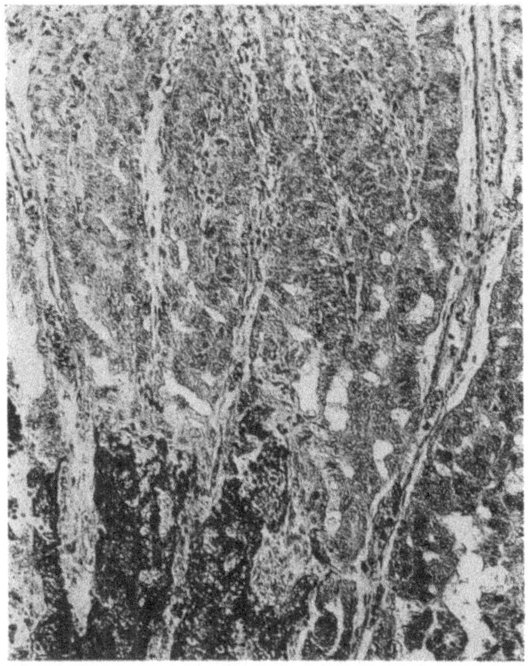

Abb. 2

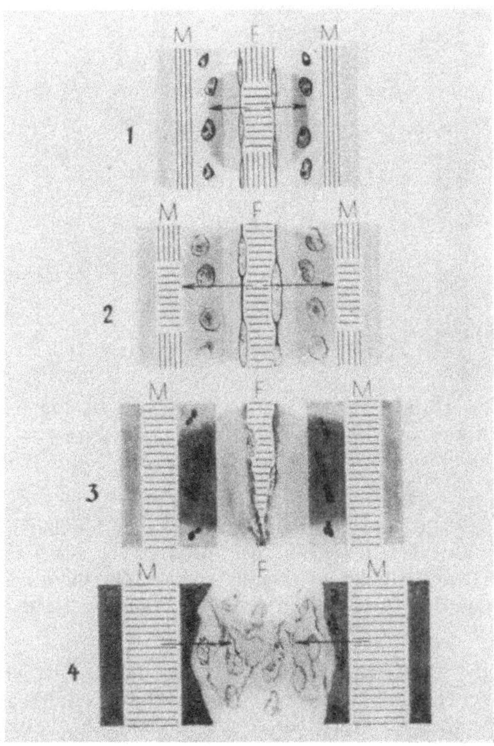


Abb. 3

TAFEL 2

Abb. 4: Schnitt durch die normale Kaninchenplazenta. 18. Tag der Gravidität. Fetale Erythrocyten umgeben von Endothel, fast doppelt so groß wie die der Mutter. Mütterliche Erythrocyten im Trophoblastrohr. Paraff., 5 $\mu$, Goldner, Vergr.: 1:230

Abb. 5: Schnitt Hi. 52 C, 3 mg Histamin/kg, 6 h. Fetale Kapillaren: Stase zum Teil Autolyse der Erythrocyten, Übertritt von Eiweißstoffen aus dem Blut ins Interstitium. Im Interstitium Bindegewebsvermehrung. Nekrobiose des Trophoblasten, Stase mütterlichen Blutes Paraff., 5 $\mu$, Goldner, Vergr.: 1:230

Abb. 6: Schnitt Hi. 113 C, 3 mg Histamin/kg, 3 h. 18. Tag der Gravidität. Fetale Kapillarwand, verquollen mit Eiweißimbibition. Autolyse fetaler Erythrocyten. Im Interstitium Oedem, Vermehrung der Mesenchymzellen und Bindegewebsfasern. Rechts oben mütterliches Blut im Trophoblastrohr. Paraff., 5 $\mu$, Goldner, Vergr.: 1:320

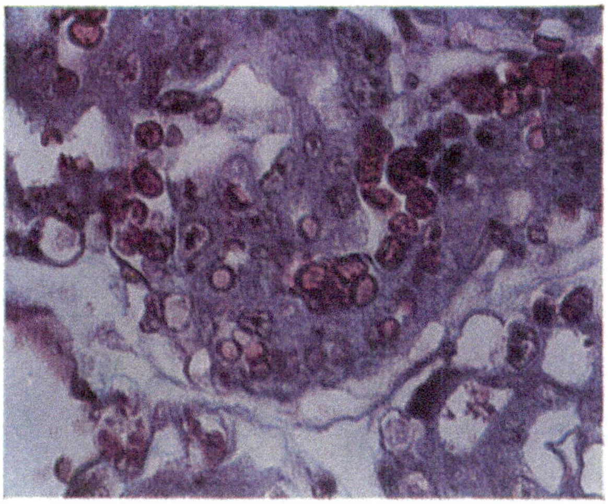

Abb. 4

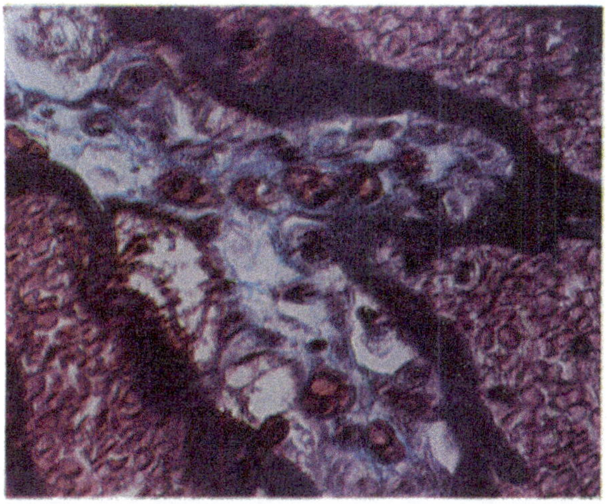

Abb. 5

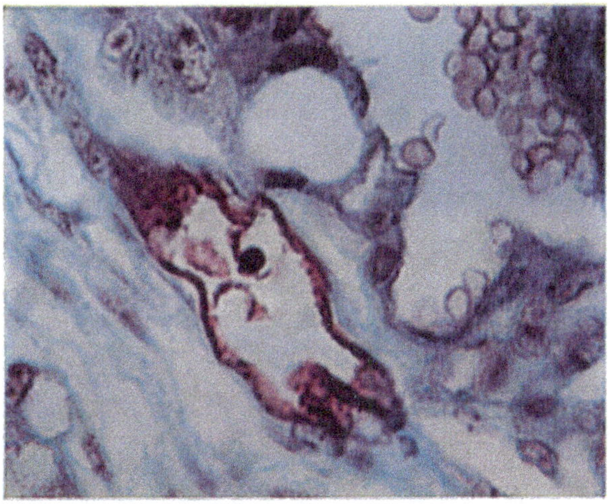

Abb. 6

TAFEL 3

Abb. 7.: Schnitt durch die normale Kaninchenplazenta, 18. Tag der Gravidität. Trophoblaströhren, fetale Kapillaren und Mesenchym. Fetale Seite der Plazenta. Paraff., 5 μ, Goldner, Vergr.: 1:170

Abb. 8: Schnitt Hi. 52 C, 3 mg Histamin/kg, 6 h. 19. Tag der Gravidität. Nekrobiose des Trophoblast mit Stase mütterlichen Blutes. Darüber Stase fetalen Blutes. Veränderung an der Kapillarwand und Vermehrung mesenchymaler Elemente im Interstitium. Paraff., 5 μ, Goldner, Vergr.: 1:170

Abb. 9: Schnitt Hi. 52 C, 3 mg Histamin/kg, 6 h. 19. Tag der Gravidität. Trophoblaströhren in Nekrobiose mit Stase mütterlichen Blutes. In den Schlingen der Röhren Stase fetalen Blutes und Autolyse des Endothels. Im Interstitium Zunahme mesenchymaler Zellelemente. Paraff., 5 μ, Goldner, Vergr.: 1:70

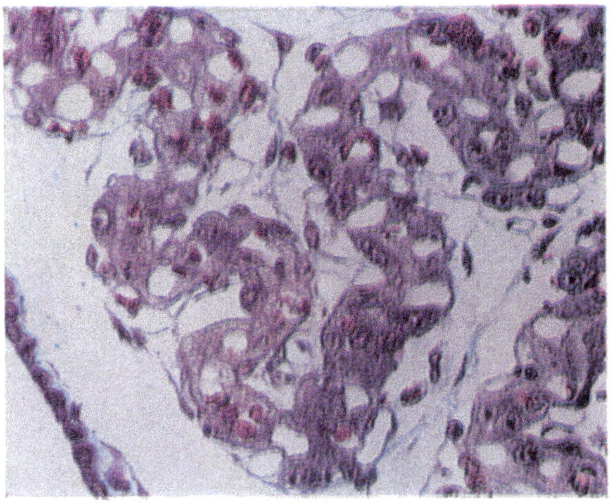

Abb. 7

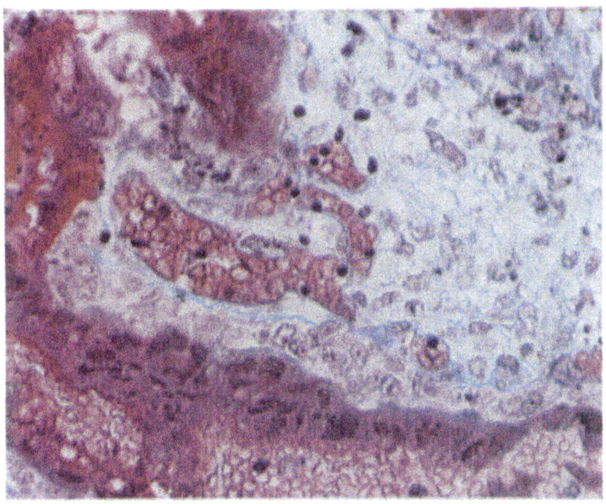

Abb. 8

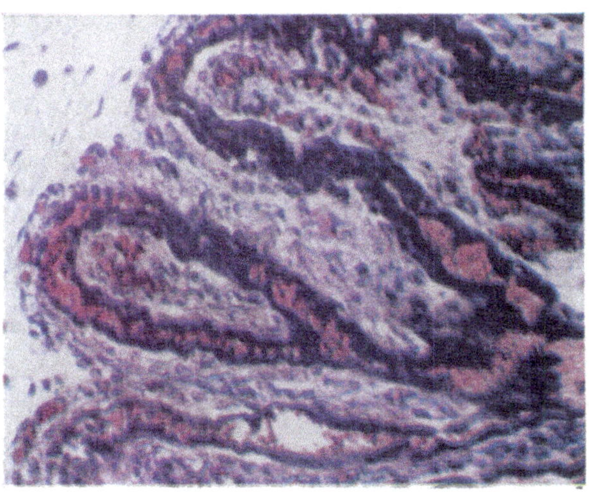

Abb. 9

## TAFEL 4

Abb. 10: Schnitt All. 107 E, 50 mg Allylformiat/kg, 24 h. 17. Tag der Gravidität. Von links oben, nach rechts unten: Oedem und Mesenchymvermehrung. Trübe Schwellung des Trophoblasten. Nekrose des Trophoblasten und Stase mütterlichen Blutes. Interstitielles Oedem. Paraff., 5 $\mu$, Goldner, Vergr.: 1:95

Abb. 11: Schnitt Hi. 52 C, 3 mg Histamin/kg, 6 h. 19. Tag der Gravidität. Links unten und rechts oben: Stase mütterlichen Blutes in den Trophoblaströhren. Übertritte von Eiweißstoffen (rot) aus den fetalen Kapillaren ins Interstitium. (Fibrinöses Exsudat) Paraff., 5 $\mu$, Goldner, Vergr.: 1:95

Abb. 12: Schnitt Hi. 52 C, 3 mg Histamin/kg, 6 h. 19. Tag der Gravidität. Nekrose des Trophoblasten und Stase mütterlichen Blutes. Dazwischen Oedem und Mesenchymvermehrung. In fetalen Kapillaren: Stase, Autolyse der Erythrocyten. Übertritt von Eiweißstoffen ins Gewebe. Paraff., 5 $\mu$, Goldner, Vergr.: 1:95

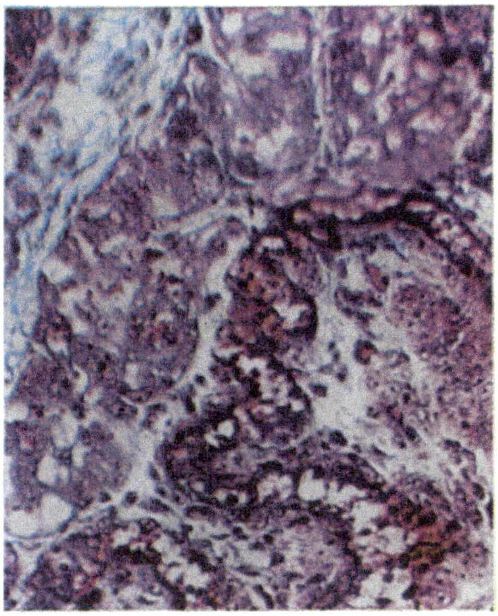

Abb. 10

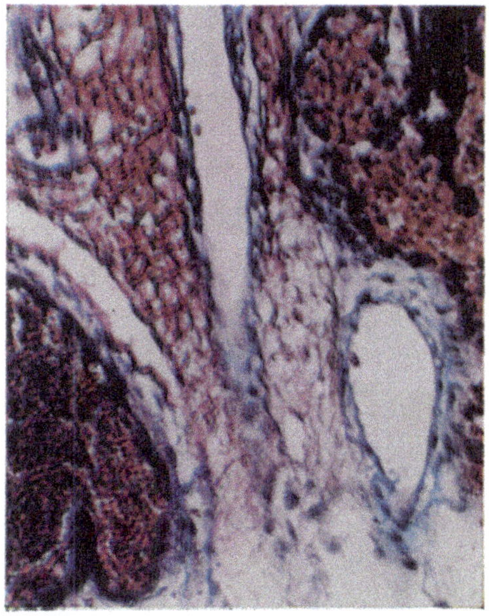

Abb. 11

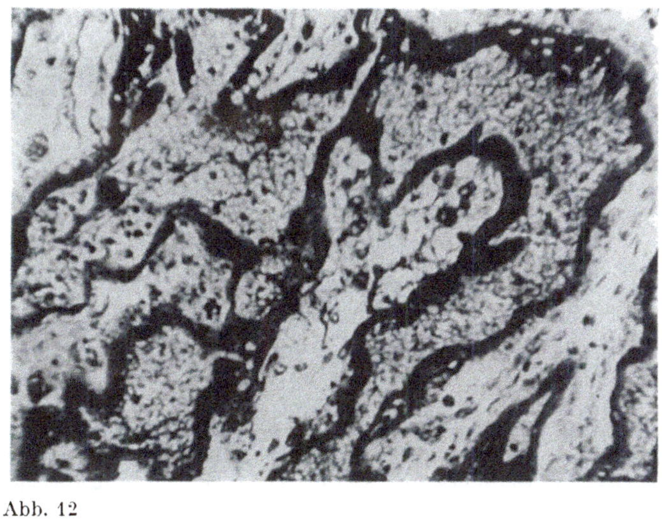

Abb. 12

## TAFEL 5

Abb. 13: Schnitt Hi. 376 E, 3 mg Histamin/kg, 6 h. Durch Stase mütterlichen Blutes stark ausgedehnte Trophoblaströhren in Nekrobiose. Zwischen dem Röhrensystem Oedem mit Autolyse fetaler Kapillaren. Paraff., 5 $\mu$, Goldner, Vergr.: 1:45

Abb. 14: Schnitt durch die normale Leber eines Kaninchenkeimlings vom 18. Tag der Gravidität. Lebersinusoide mit Endothel, das an die Leberzellen angrenzt. Zwischen den Leberzellen Blutbildungsherde. Paraff., 5 $\mu$, Goldner, Vergr.: 1:230

Abb. 15: Schnitt Hi. 52 C, 3 mg Histamin/kg, 6 h. 19. Tag der Gravidität. Durch perivasculäres Exsudat abgedrängte Endothelzelle in einem Sinusoid der Leber. Leberzellen mit beginnenden degenerativen Erscheinungen (trübe Schwellung, Pyknose). Paraff., 5 $\mu$, Goldner, Vergr.: 1:230

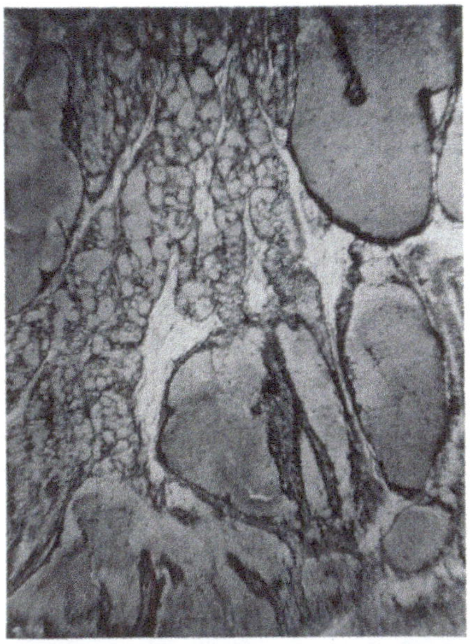

Abb. 13

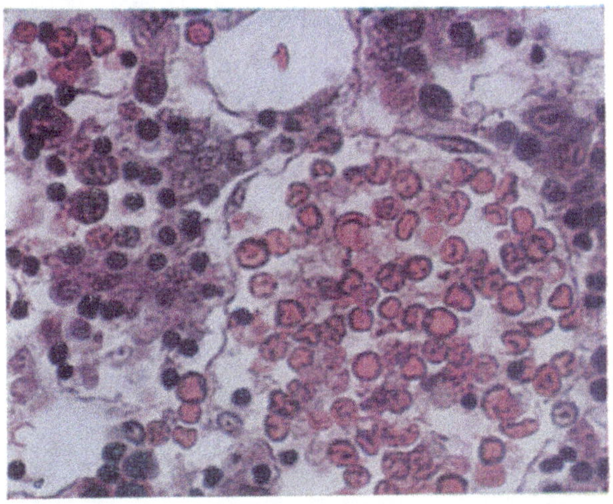

Abb. 14

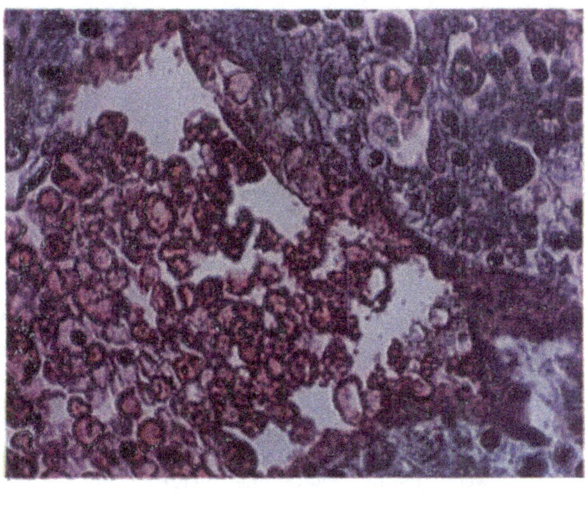

Abb. 15

TAFEL 6

Abb. 16: Schnitt All. 147 C, 50 mg Allylformiat/kg, 6 h. 18. Tag der Gravidität. Parenchymatöse Degeneration der Myoblasten. Schrumpfung und Aufsplitterung der Fibrillen. Pyknose der Kerne. Interstitielles Oedem. Paraff., 5 μ, Goldner, Vergr.: 1:135

Abb. 17: Schnitt Hi. 376 G, 3 mg Histamin/kg, 6 h. Plexus chorioideus eines Keimlings vom 18. Tag der Gravidität. Perivasculäres Exsudat. Veränderungen an den Endothelzellen. Extravasaler Blutaustritt. Paraff., 5 μ, Goldner, Vergr.: 1:240

Abb. 18: Schnitt All P 29, 50 mg Allylformiat/kg, 2 h. Rückenhaut eines Keimlings vom 19. Tag der Gravidität. Mesenchymzellen unterhalb der Anlage der Hautmuskulatur durch Oedeme weit auseinandergedrängt. Blut- und Eiweißaustritt ins Gewebe. Paraff., 5 μ, Goldner, Vergr.: 1:95

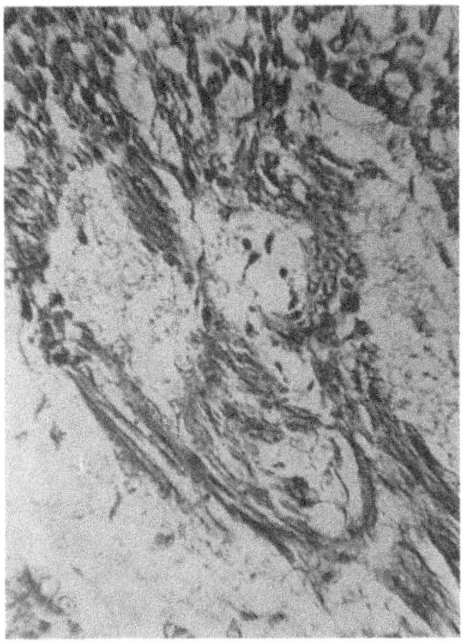

Abb. 16

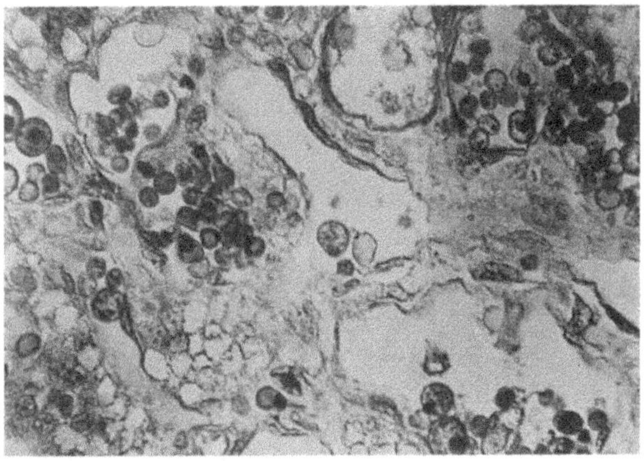

Abb. 17

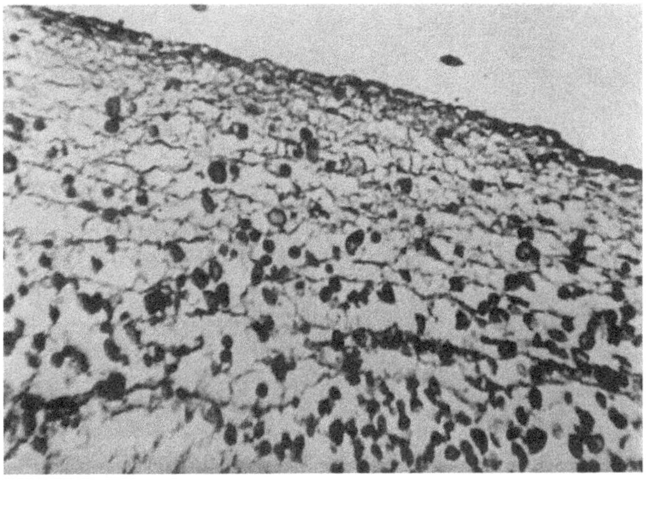

Abb. 18

## TAFEL 7

Abb. 19: Schnitt Hi. 113 C, 3 mg Histamin/kg, 3 h. 18. Tag der Gravidität. Rechts: Blutung aus den fetalen Kapillaren. Links: Stase mütterlichen Blutes mit Sedimentation im Trophoblastrohr. In der Mitte vielkernige Glykogenzellen. Paraff., 5 μ, Goldner, Vergr.: 1:45

Abb. 20: Schnitt Hi. 376 H, 3 mg Histamin/kg, 6 h. 18. Tage der Gravidität. Blutung in das Rückenmark eines Keimlings. Rechts Anlage der Wirbelsäule. Paraff., 5 μ, Goldner, Vergr.: 1:70

Abb. 21: Schnitt All. 147 B, 50 mg Allylformiat/kg, 6 h. 18. Tag der Gravidität. Blutungen in die Lunge eines Keimlings. Paraff., 5 μ, Goldner, Vergr.: 1:70

Abb. 22: Sagittalschnitt Hi. 376 J, 3 mg Histamin/kg, 6 h. 18. Tag der Gravidität. Blutung in den unteren Pol der Urniere, darüber Nachniere. Paraff., 5 μ, Goldner, Vergr.: 1:25

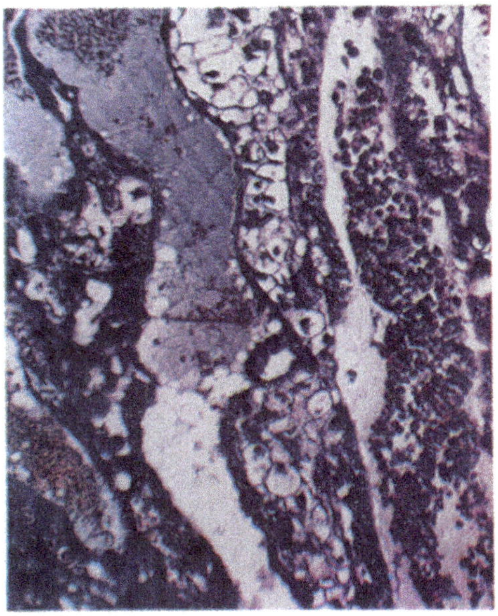

Abb. 19

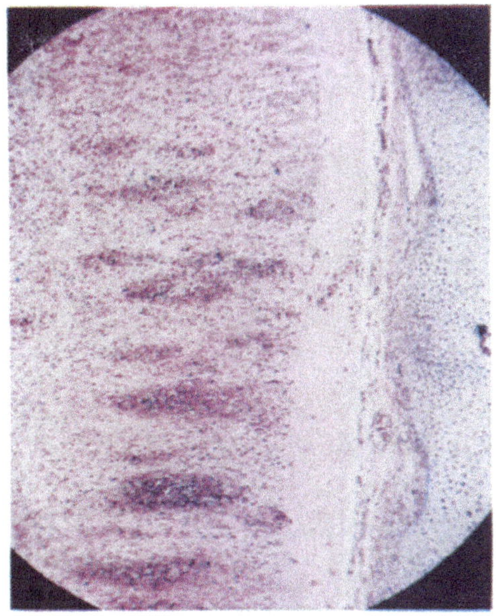

Abb. 20

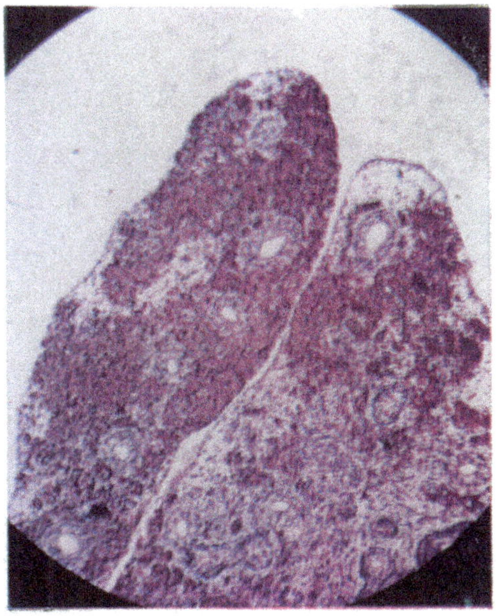

Abb. 21

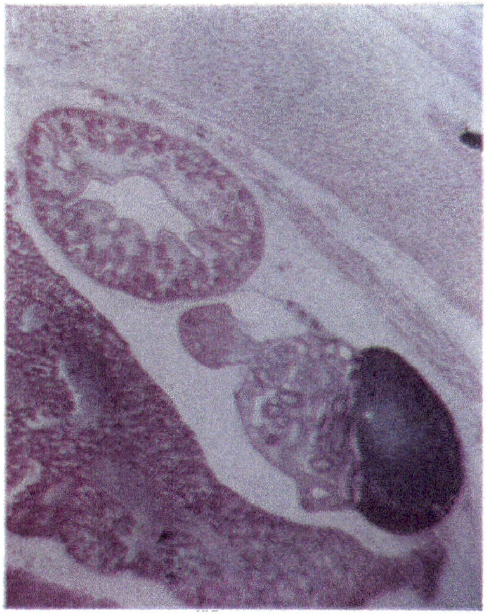

Abb. 22

TAFEL 8

Abb. 23: Sagittalschnitt Hi. 376 J, 3 mg Histamin/kg, 6 h. Gleiche Urniere wie Abb. 22. Tiefer liegender Schnitt. Paraff., 5 $\mu$, Goldner, Vergr.: 1:70

Abb. 24: Haifischei (*Scylliorhinus stellaris*) Dottersack und Embryo sichtbar im durchscheinenden Licht.

Abb. 25: Sc. 5, 50 mg Allylformiat/l Seewasser, 3 h. Stase im postarteriellen Kapillargebiet. Draekapilläre Sphincteren verengt.

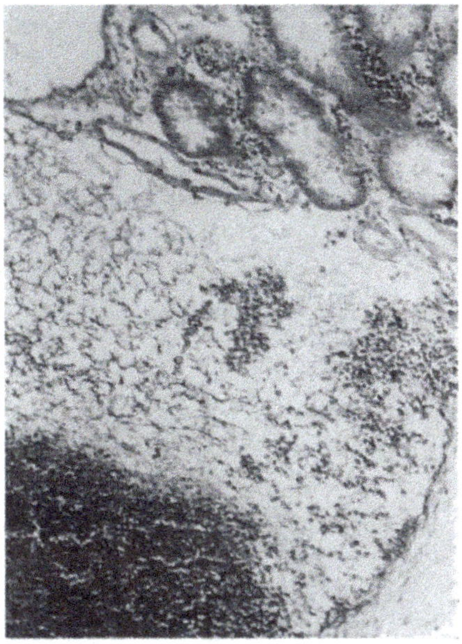

Abb. 23

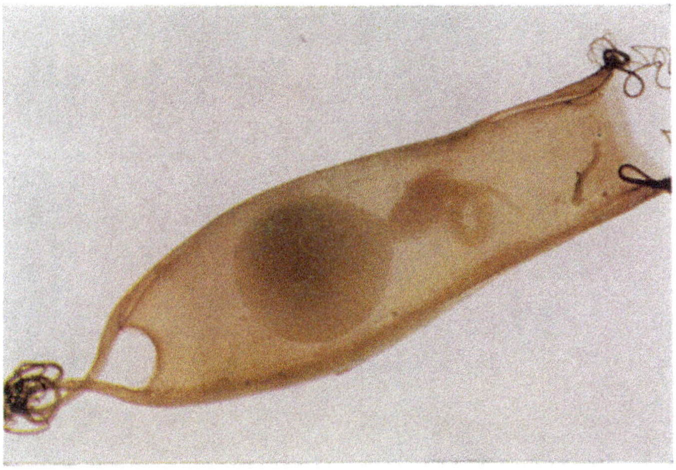

Abb. 24

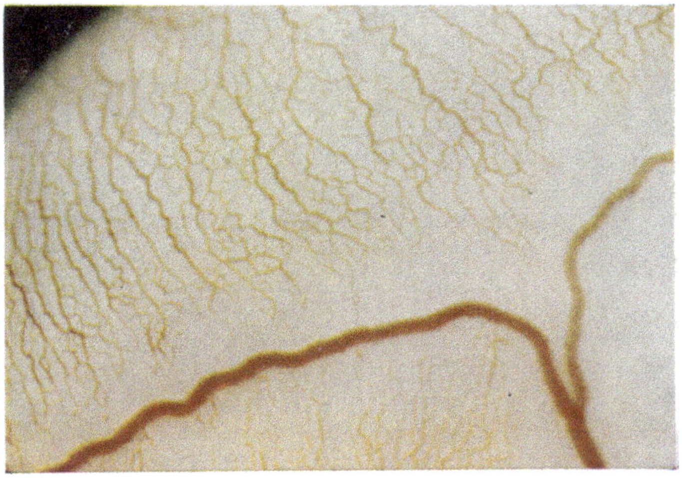

Abb. 25

TAFEL 9

Abb. 26: Sc. 5, 50 mg Allylformiat/l Seewasser, 5 h. Blutungen im Kapillarbereich zwischen Vena und Arteria vitellina.

Abb. 27: Sc. 5, 50 mg Allylformiat/l Seewasser, 2 h. Stase in der Vena vitellina, in den Lebersinusoiden mit Vergrößerung der Leber und Stase in den Kapillarschlingen der Kiemengefäße.

Abb. 28: Sc. 5, 50 mg Allylformiat/l Seewasser, 5 h. Nabelschnuroedem. Rechts Embryo mit Stase in den Kapillarschlingen der Kiemengefäße.

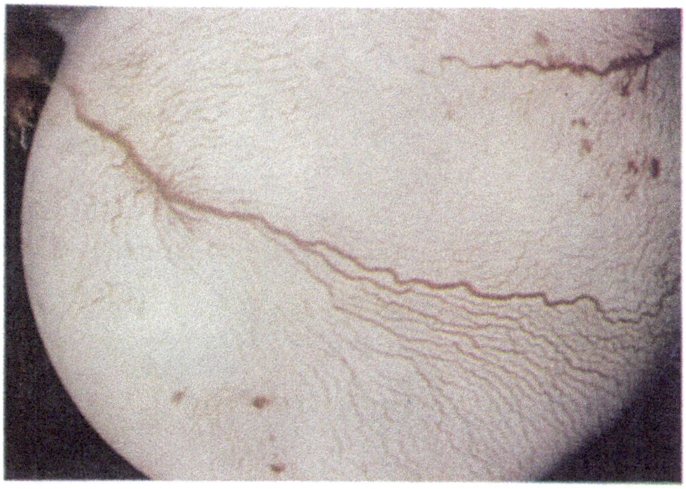

Abb. 26

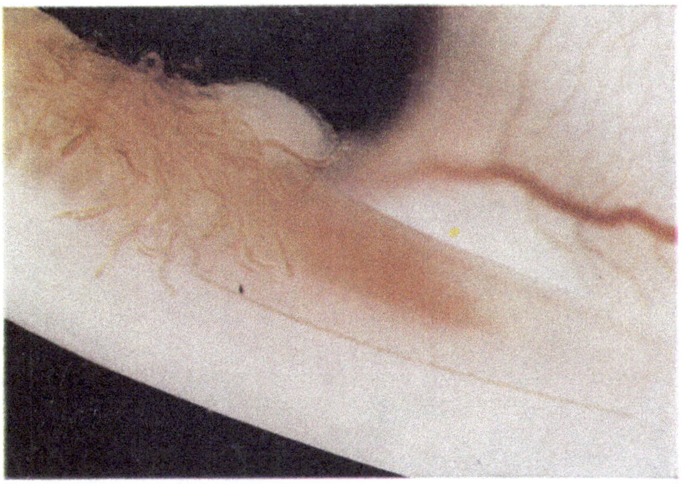

Abb. 27

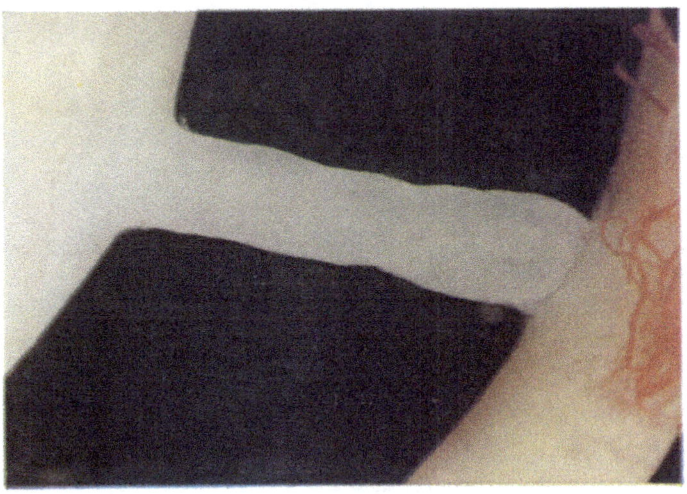

Abb. 28

TAFEL 10

Abb. 29: Schnitt Sc. 10 durch eine normale Kapillarschlinge der Kiemengefäße. Paraff., 5 $\mu$, Goldner, Vergr.: 1:130.

Abb. 30: Schnitt B 10, 20 mg Histamin/l Seewasser, 24 h. Kapillarschlinge der Kiemengefäße. Stase des Blutes und Nekrose der Epithelzellen. Paraff., 5 $\mu$, Goldner, Vergr.: 1:130

Abb. 31: Schnitt Sc. 1, normale Linse eines Keimlings. Linsenfasern, Kerne, Linsenepithel, Paraff., 5 $\mu$, Goldner, Vergr.: 1:95

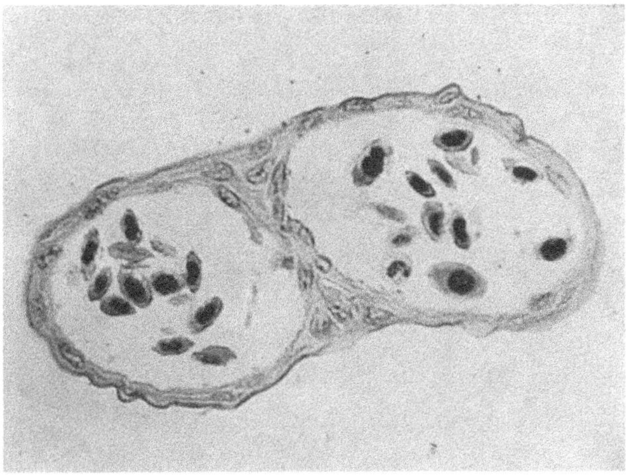

Abb. 29

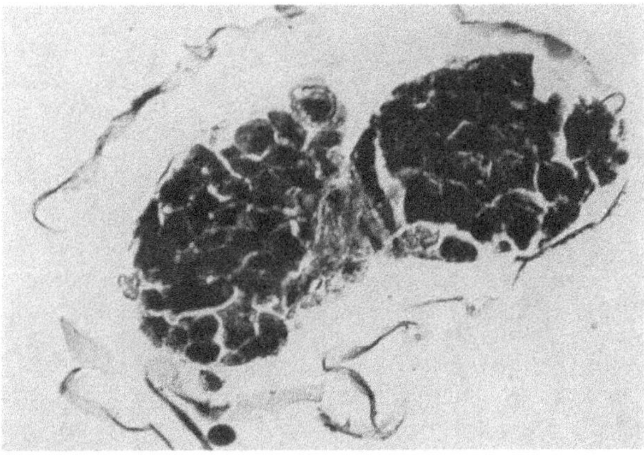

Abb. 30

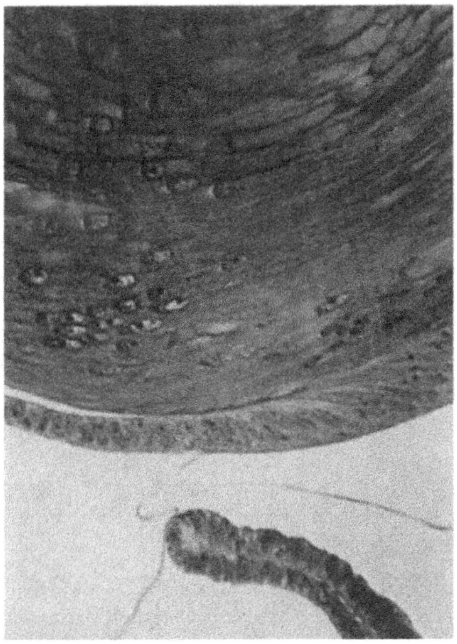

Abb. 31

TAFEL 11

Abb. 32: Schnitt F 10, 50 mg Allylformiat/l Seewasser, 5 h. Linse eines Keimlings mit vakuoliger kernnaher Degeneration der Linsenfasern. Paraff., 5 μ, Goldner, Vergr.: 1:170

Abb. 33: Schnitt F 10, 50 mg Allylformiat/l Seewasser, 5 h. Auge eines Keimlings mit vakuoliger Degeneration der Linsenfasern. Paraff., 5 μ, Goldner, Vergr.: 1:70

Abb. 34: Aus Schnitt F 10, 50 mg Allylformiat/l Seewasser, 5 h. Vermehrung der Mesenchymzellen und interstitielles Oedem im Augenbecherspalt. Blutung aus der Arteria hyaloidea. Paraff., 5 μ, Goldner, Vergr.: 1:325

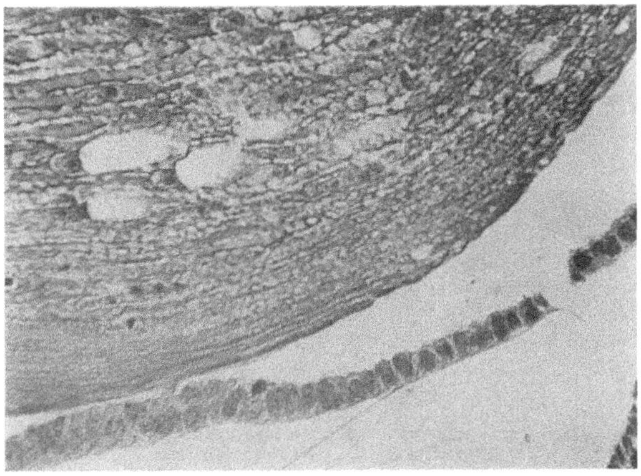

Abb. 32

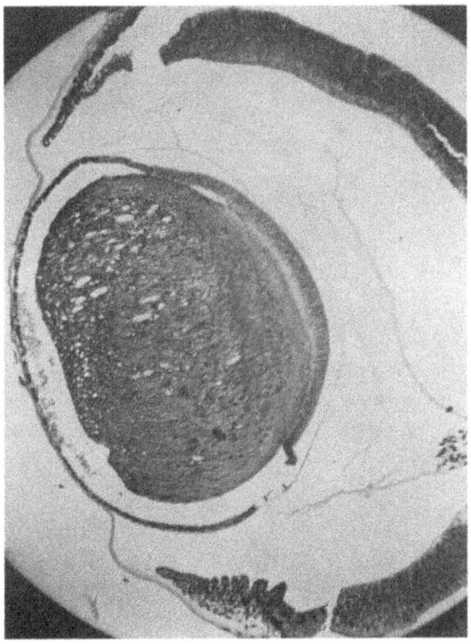

Abb. 33

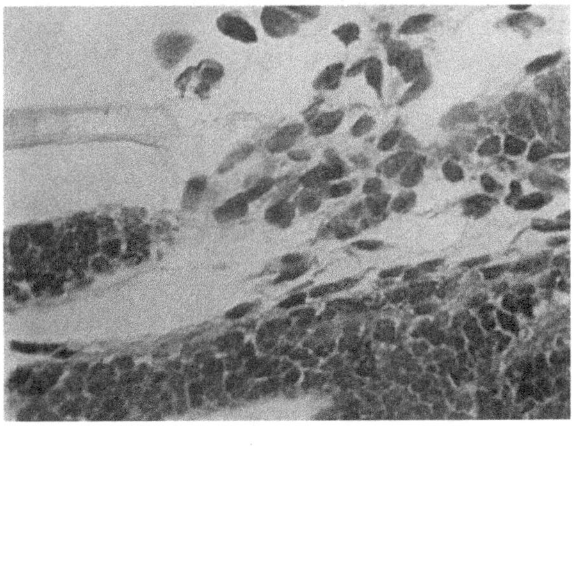

Abb. 34

TAFEL 12

Abb. 35: Schnitt durch die normale Linse eines Kaninchenkeimlings. Von links nach rechts: Linse mit Tunica vasculosa lentis, Glaskörper und Netzhaut. Paraff., 5 $\mu$, Goldner, Vergr.: 1:70

Abb. 36: Schnitt Hi. 130 B, 3 mg Histamin/kg, 30 Min. 18. Tag der Gravidität. Linse eines Keimlings. Perivasculäres Exsudat der Tunica vasculosa lentis und Blutaustritt. Paraff., 5 $\mu$, Goldner, Vergr.: 1:70

Abb. 37: Schnitt Hi. 376 J, 3 mg Histamin/kg, 6 h. Linse eines Keimlings vom 18. Tag der Gravidität. Perivasculäres Exsudat der Tunica vasculosa lentis mit Blutung, beginnende vakuolige Degeneration der Linsenfasern. Paraff., 5 $\mu$, Vergr.: 1:70

Abb. 38: Schnitt Hi. 376 J, 3 mg Histamin/kg, 6 h. Linse eines Keimlings vom 18. Tag der Gravidität. Vakuolige Degeneration der Linsenfasern. Paraff., 5 $\mu$, Goldner, Vergr.: 1:95

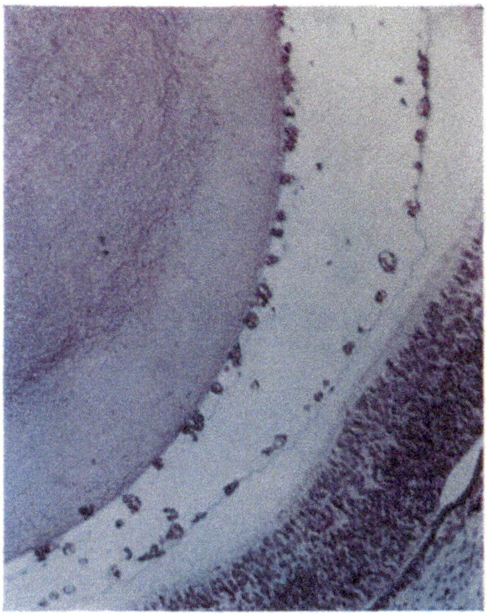

Abb. 35

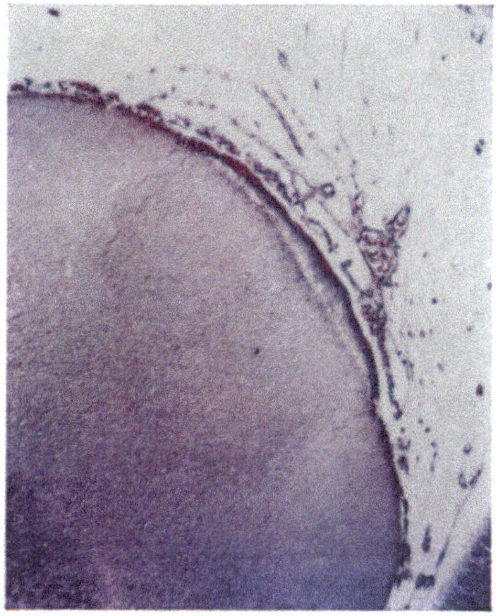

Abb. 36

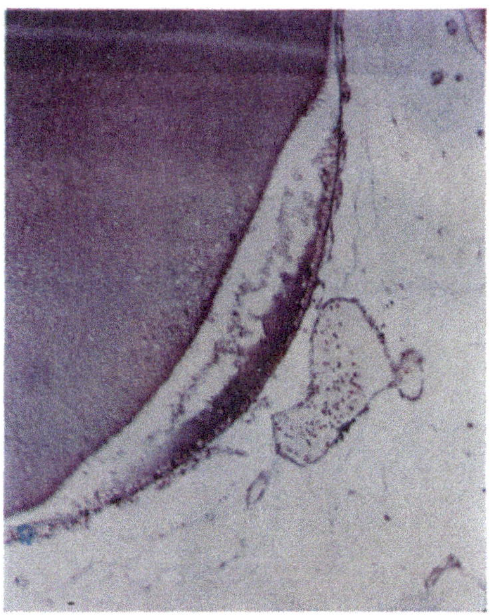

Abb. 37

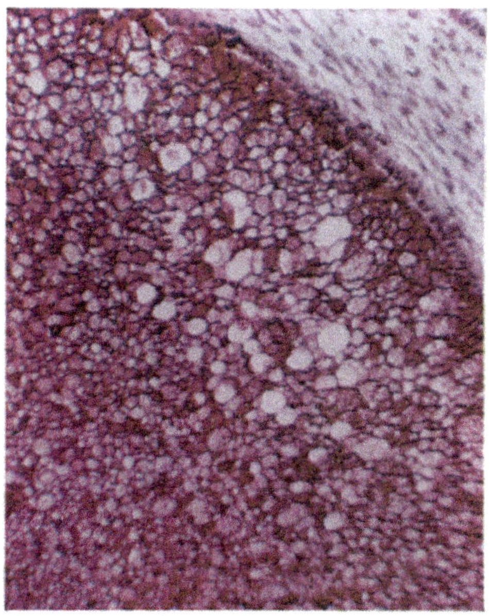

Abb. 38

TAFEL 13

Abb. 39: Schnitt All. 18 C, 50 mg Allylformiat/kg, 2 h. Linse eines Keimlings vom 19. Tag der Gravidität. Perivasculäres Exsudat der Tunica vasculosa lentis, Stasen in der Arteria hyaloidea, retrolenticuläre Fibrose. Paraff., 5 μ, Ninhydrin/Schiff-Reaktion positiv. Vergr.: 1:70

Abb. 40: Schnitt All 132 D durch den Glaskörper. 50 mg Allylformiat/kg. 18. Tag der Gravidität. Arteria hyaloidea mit perivasculärem Exsudat, retrolenticuläre Fibrose. Paraff., 5 μ, Goldner. Vergr.: 1:95

Abb. 41: Schnitt Sc. 2 durch die Leber eines Haifischkeimlings. 40 mg Nikotin/l Seewasser. Kernnahe Vakuolenbildung. Paraff., 5 μ, Goldner, Vergr.: 1:460

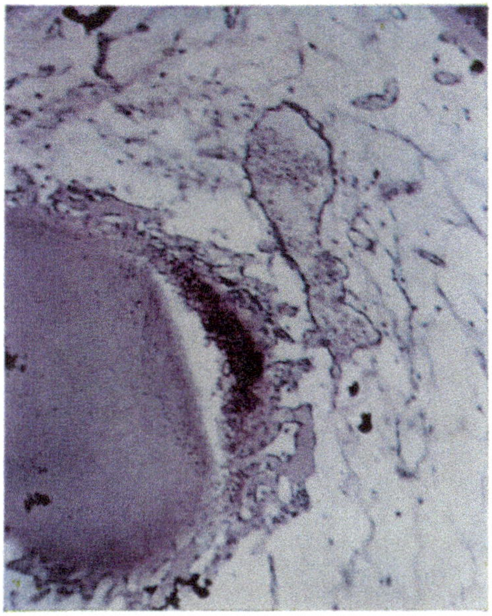

Abb. 39

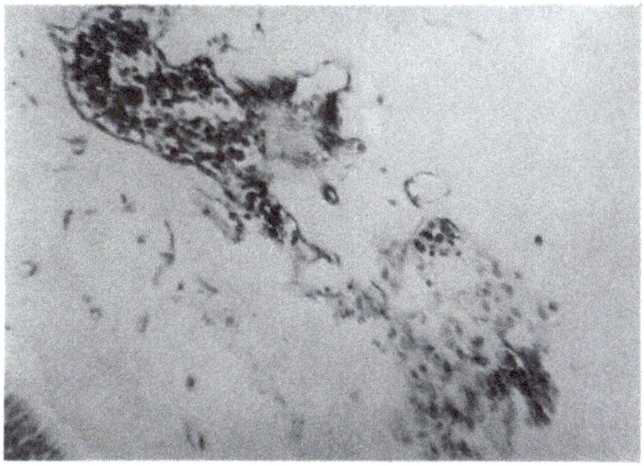

Abb. 40

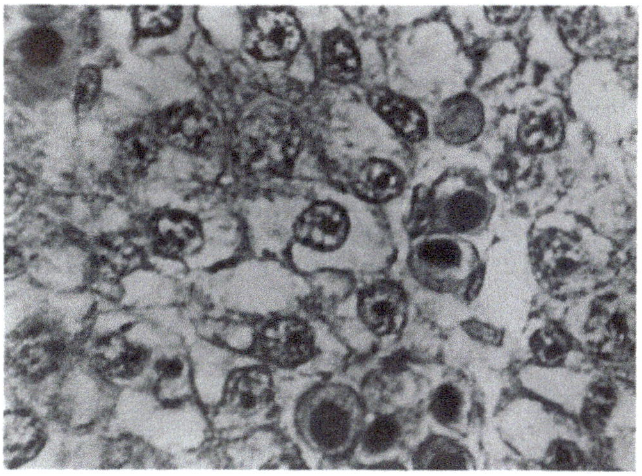

Abb. 41

TAFEL 14

Abb. 42: Schnitt Sc. F 7, 30 mg Nikotin/l Seewasser, 24 h. Pyknose der Kerne des Myoblasten, Schrumpfung und Aufsplitterung der Herzmuskelfasern. Interstitielles Oedem. Paraff., 5 μ, Goldner, Vergr.: 1:170

Abb. 43: Schnitt Sc. 2, 40 mg Nikotin/l Seewasser, 24 h, danach 3 Tage in reinem Seewasser. Kapillare zwischen Kopfhaut und Pallium mit irreversibler Stase. Über der Kapillarwand Histiozyten mit Phagozytose roter Blutkörperchen. In der Kapillare phagozytierende Histiozyten. Paraff., 5 μ, Goldner, Vergr.: 1:460

Abb. 44: Schnitt Sc. 2, 40 mg Nikotin/l Seewasser, 24 h, danach 3 Tage in reinem Seewasser. Ausschnitt aus Kapillare einer Kiemenarterie mit irreversibler Stase. In das Gefäß eingewanderte Histiozyten mit Bildung von Bindegewebsfasern. Paraff., 5 μ, Goldner, Vergr.: 1:670

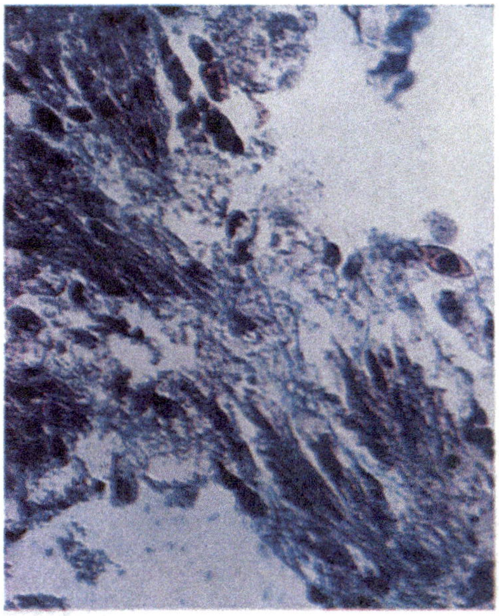

Abb. 42

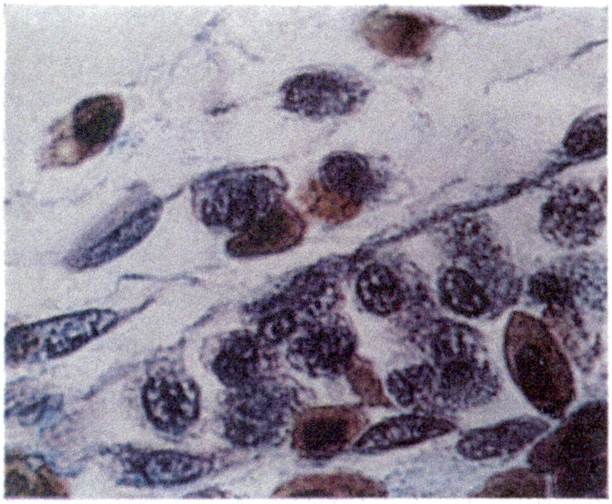

Abb. 43

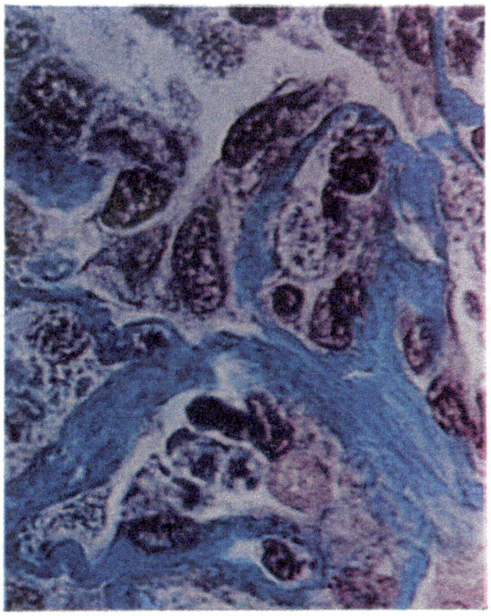

Abb. 44

TAFEL 15

Abb. 45: Normale menschliche Plazenta (C 115) nach Spontangeburt. Kapillaren mit normalem Epithel, wenige Mesenchymzellen. Paraff., 5 $\mu$, Goldner, Vergr.: 1:460

Abb. 46: Normale menschliche Plazenta (133) nach Sectio wegen hohen Geradstandes. Dilatierte Kapillaren mit dünnem Endothelsaum, wenige Mesenchymzellen. Paraff., 5 $\mu$, Goldner, Vergr.: 1:460

Abb. 47: M.h.n. 1 (35) Schnitt durch Zottenast. Verdickung der Kapillarwand mit Eiweißeinlagerung und Kernschwellung der Endothelzellen. Umwandlung von Reticuloendothelzellen in Histiozyten. Positive Ninhydrin-Schiff-Reaktion. Interstitielles Oedem. Paraff., 5 $\mu$, Vergr.: 1:1500

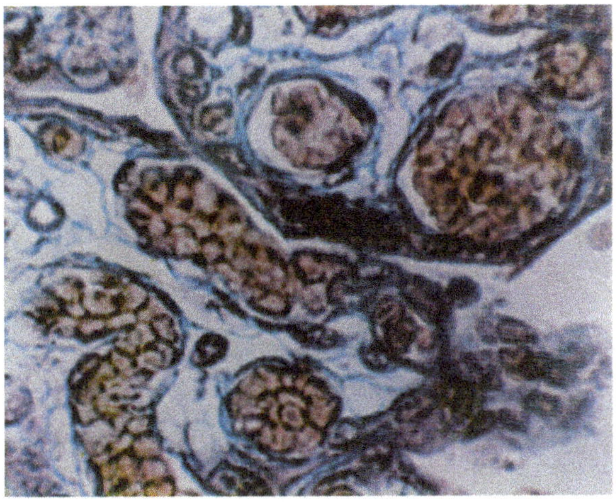

Abb. 45

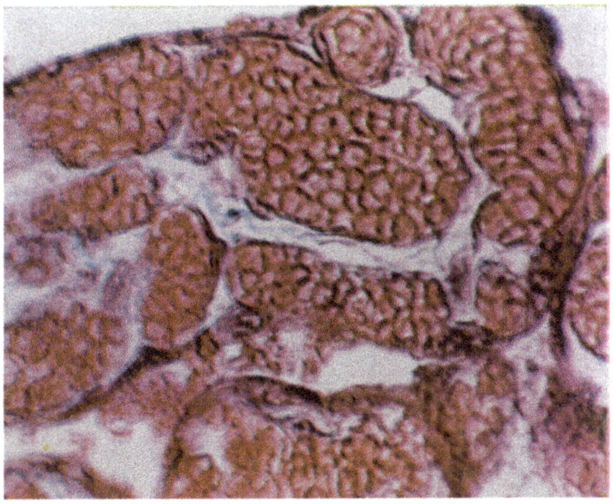

Abb. 46

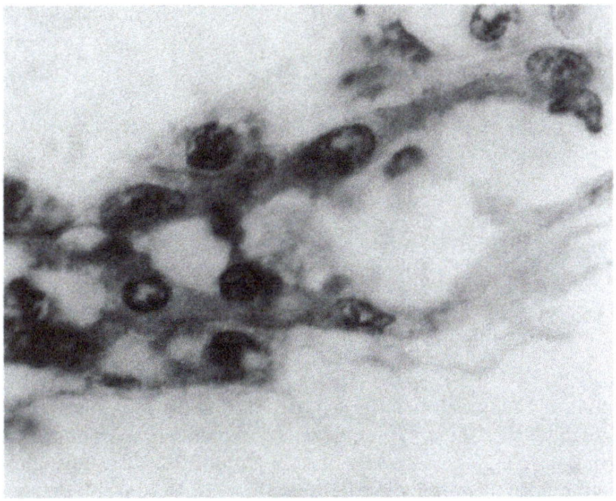

Abb. 47

TAFEL 16

Abb. 48: M.h.n. 1 (35) Schnitt durch Zottenast. Fetale Kapillare mit Pyknose der Endothelkerne. Darüber Kapillare mit Wandverdickung und Eiweißeinlagerung. Abwanderung von Histiozyten ins Interstitium. Positive Ninhydin-Schiff-Reaktion. Parff., 5 $\mu$, Vergr. 1:1500

Abb. 49: M.h.n. 1 (35) Zottenquerschnitt. Fetale Kapillaren mit perivasculärer hyaliner Verquellung des Bindegewebes und Stase fetalen Blutes. Interstitielles Oedem. Paraff., 5 $\mu$, positive Ninhydrin-Schiff-Reaktion. Vergr.: 1:95

Abb. 50: M.h.n. 2 (123) Schnitt durch Zottenast. Blut in fetalen Kapillaren in Autolyse. Verschluß der Gefäße durch Vermehrung phagozytierender Endothelzellen. Zahlreiche Histiozyten aus Retothelzellen, ebenfalls mit Eiweißspeicherung, Vermehrung der Bindegewebsfasern. Paraff., 5 $\mu$, Goldner, Vergr.: 1:460

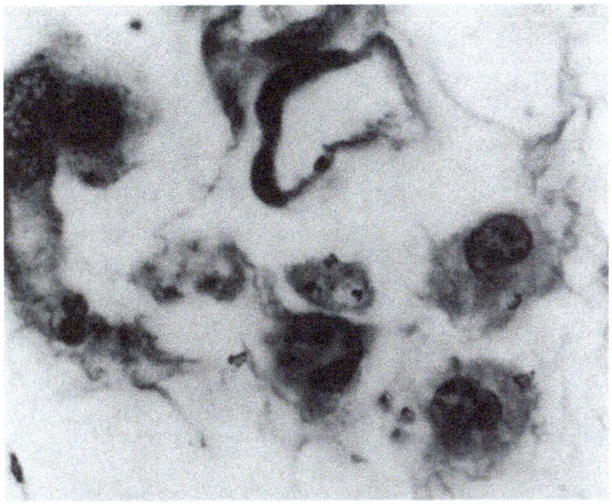

Abb. 48

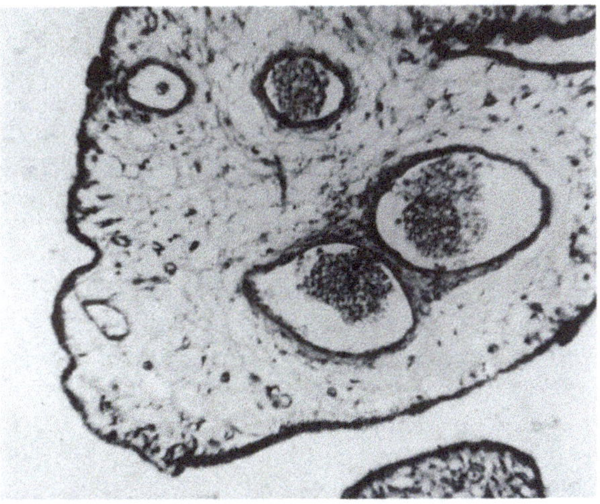

Abb. 49

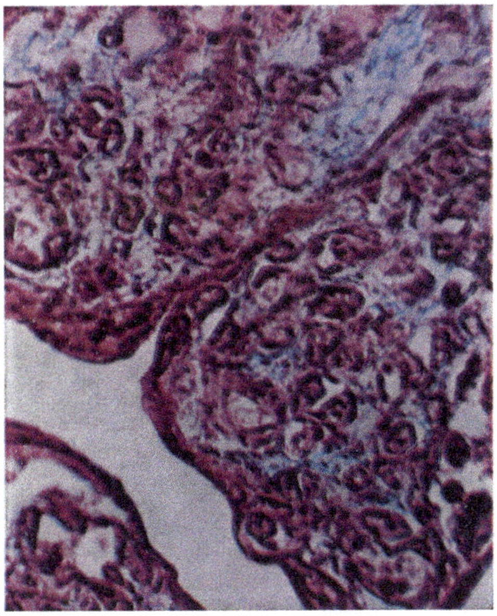

Abb. 50

TAFEL 17

Abb. 51: M.h.n. 3 (146) Parenchymatöse Degeneration der Herzmuskulatur. Schwielenbildung rechts oben. Unten intraparenchymatöses Oedem und Eiweiß im Interstitium. Paraff., 5 $\mu$, Goldner, Vergr.: 1:96

Abb. 52: Toxikose, 4 (120) Zottenquerschnitt. Stase fetalen Blutes. Verquellung der Kapillarwand und der Bindegewebsfasern nach perivasculärem Exsudat. Noch keine wesentliche Reaktion mesenchymalen Gewebes. Positive Ninhydrin-Schiff-Reaktion. Paraff., 5 $\mu$, Vergr.: 1:170

Abb. 53: Toxikose, 4 (120) Schnitt durch Zottenast. Stase fetalen Blutes. Verquellung der Kapillarwand und der Bindegewebsfasern nach perivasculärem Exsudat. Positive Ninhydrin-Schiff-Reaktion. Paraff., 5 $\mu$, Vergr.: 1:170

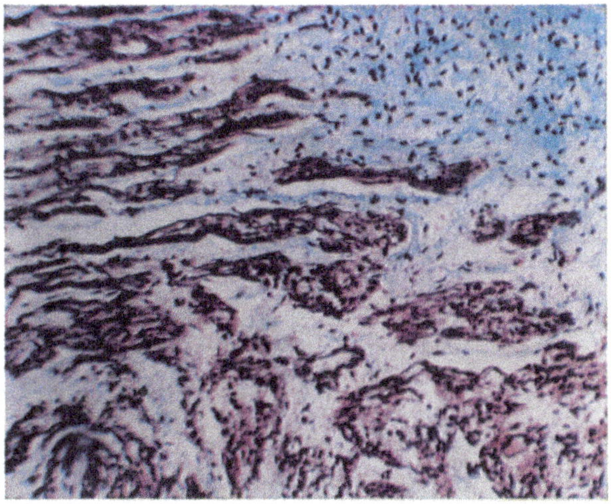
Abb. 51

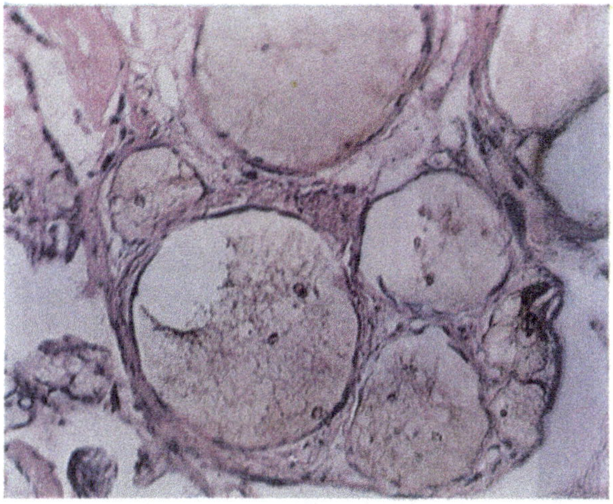
Abb. 52

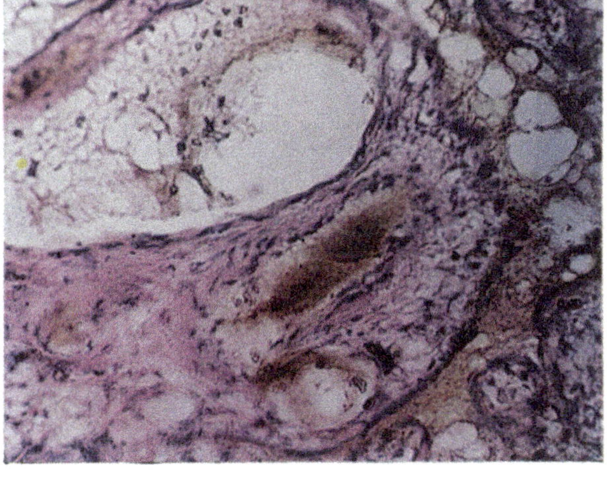
Abb. 53

## TAFEL 18

Abb. 54: Toxikose, 5 (148) Zottenquerschnitt. Unten fetale Kapillare mit Stase des Blutes. Unterhalb des Gefäßes Vermehrung von Retothelzellen. Oben Verschluß eines Gefäßes durch Umwandlung von Endo- und Retothelzellen in Histiozyten. In der Mitte Phagozytose autolytischen Blutes durch Histiozyten. Paraff., 5 μ, Goldner, Vergr.: 1:460

Abb. 55: Toxikose, 6 (102) Zottenquerschnitt. Stase in fetalen Kapillaren mit perivasculärer hyaliner Verquellung und Vermehrung der Bindegewebsfasern. Paraff., 5 μ, Goldner, Vergr.: 1:460

Abb. 56: Toxikose, 6 (102) Zottenlängsschnitt. Rechts Stase mit Nekrobiose der Kapillarwand. Zwischen Endothel und Trophoblast Spaltraumbildung mit Eiweiß und Bindegewebsfasern. Links Retothel und Endothel des zugrundegegangenen Gefäßes in histiozytärer Umwandlung. Zwischen den Zellen Bindegewebsfaserbildung und Eiweißeinlagerung. Paraff., 5 μ, Goldner, Vergr.: 1:460

Abb. 57: Toxikose, 6 (102) Schnitt durch die Leber. Dilatierte Sinusoide mit Ausbildung Disse'scher Räume. Parenchymatöse Degeneration der Leberzellen. Interstitielle Fibrose. Paraff., 5 μ, Goldner, Vergr.: 1:460

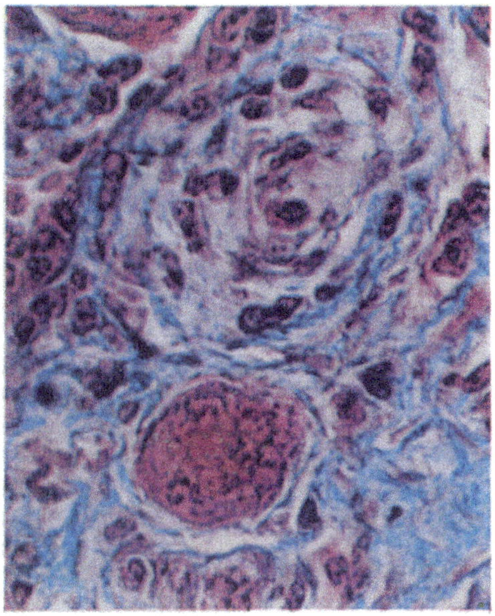

Abb. 54

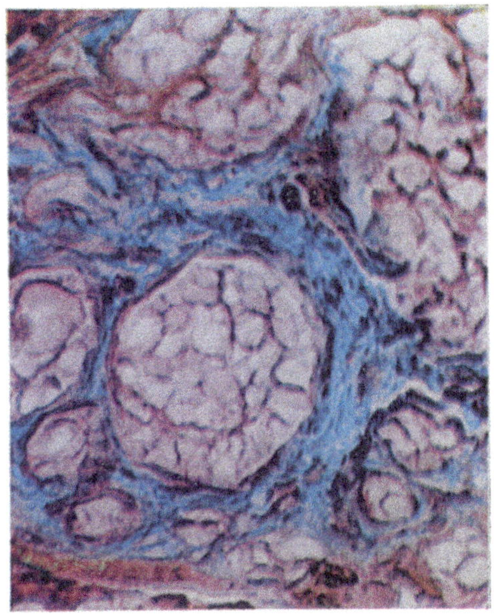

Abb. 55

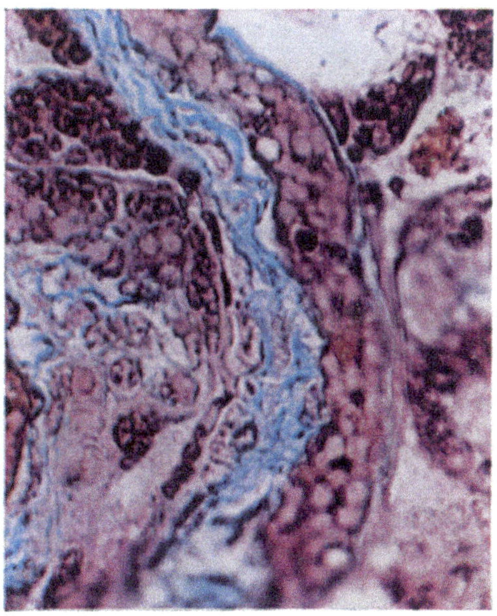

Abb. 56

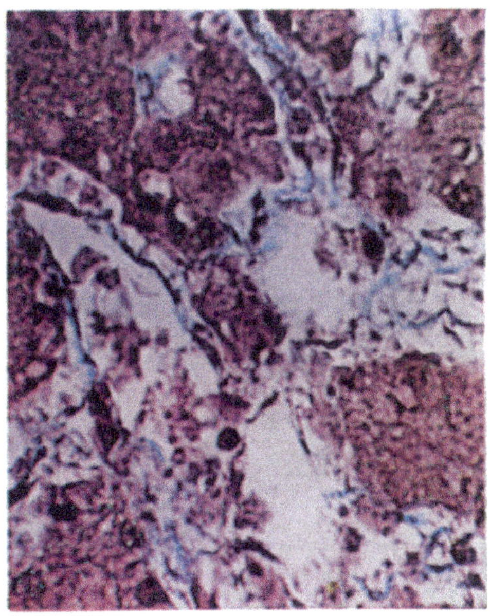

Abb. 57

TAFEL 19

Abb. 58: Toxikose, 6 (102) Schnitt durch die Leber. Nekrobiose der Leberzellen, intraparenchymatöse Fibrose. In der Mitte rechts Sinusoid mit Disse'schem Raum, in diesem Bindegewebsbildung mit Eiweißeinlagerung. Paraff., 5 μ, Goldner, Vergr.: 1:460

Abb. 59: Toxikose, 6 (102) Schnitt durch die Herzmuskulatur. Perivasculäre serofibrinöse Durchtränkung mit hyaliner Verquellung und Vermehrung der Bindegewebsfasern. Positive Ninhydrin-Schiff-Reaktion. Paraff., 5 μ, Vergr.: 1:95

Abb. 60: Toxikose, 6 (102) Schnitt durch die Lunge. Stase der Kapillaren mit Wandveränderungen. In den Alveolen Exsudat, Blut und Alveolarepithel. Paraff., 5 μ, Goldner, Vergr.: 1:460

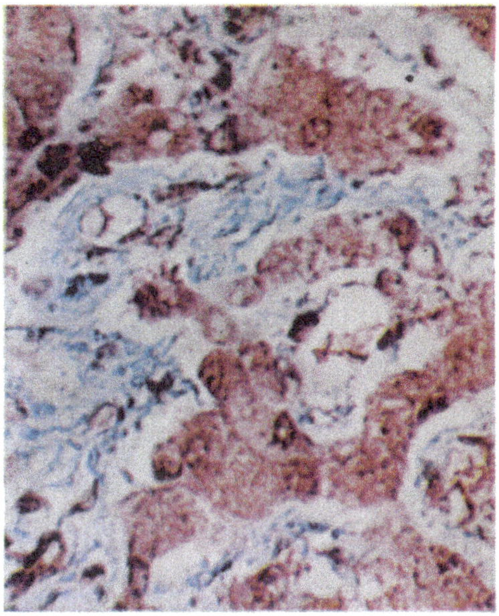

Abb. 58

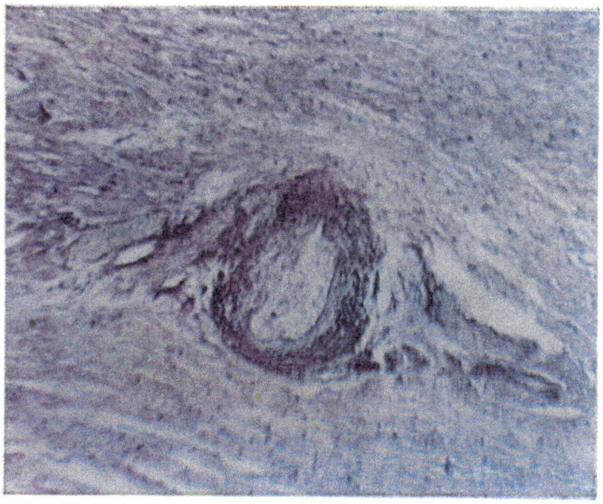

Abb. 59

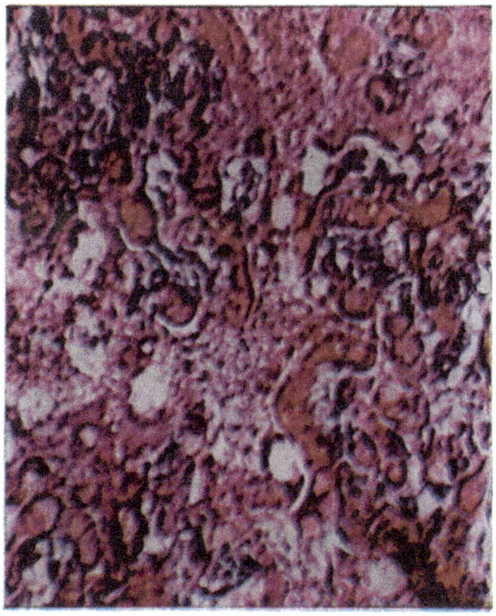

Abb. 60

www.ingramcontent.com/pod-product-compliance
Lightning Source LLC
LaVergne TN
LVHW081344011026
849161LV00013BB/3002